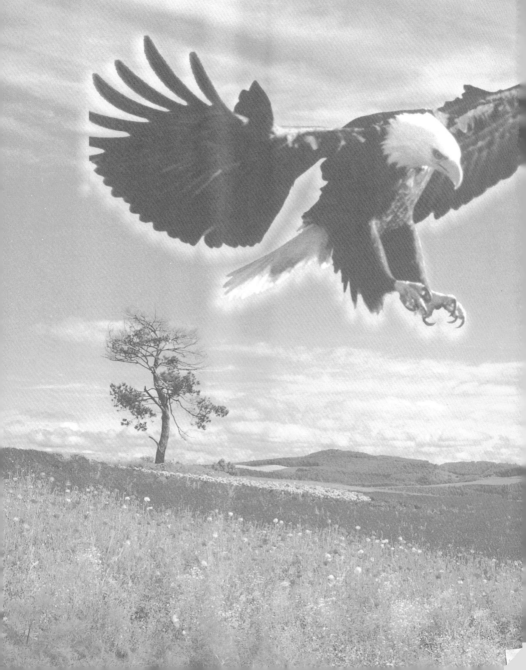

大展好書　好書大展
品嘗好書　冠群可期

休閒保健叢書29

312 經絡鍛鍊法治病實例

附VCD

祝總驤 主編

品冠文化出版社

編　委　會

主　　編　　祝總驤

編寫人員　　祝總驤　　譚明遠　　徐瑞民

　　　　　　　　劉立克　　劉美思　　林　玉

　　　　　　　　劉　實　　李　斌　　王　虹

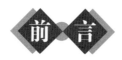

一項針對中老年人多發性疾病的調查發現，中老年人處於亞健康狀態的占67.2%，患有各種慢性疾病的人群比例達到52%以上。另據文獻報導，隨著社會經濟的發展，人口老齡化進程的加快、慢性病包括慢性阻塞性肺部疾病、惡性腫瘤、腦中風、冠心病、糖尿病等發病率呈上升趨勢。高血壓、糖尿病、冠心病和腦血管病變正成為危害中老年人最主要的疾病。

有關專家指出，「慢四病」已成為危害中老年人健康最主要的公共衛生問題，科學防治「慢四病」將成為今後相當長一段時間內中老年人健康生活的重要任務。

312經絡鍛鍊法自創立以來的18年間，國內外已有超過1000萬人學練，許多人選擇了312經絡鍛鍊法這一主動健康的方法，不用吃藥，而且把原來吃的藥也停了，治療效果非常好，重新獲得了健康。因此，312經絡鍛鍊法是中老年人健康的根本方法，誰早練誰早受益。這就是為什麼那麼多的中老年人選擇312經絡鍛鍊法的原因。

為了更好地推廣312經絡鍛鍊法，我們對用312經

絡鍛鍊法治好的病例進行了總結，編寫了《312經絡鍛鍊法治病實例》（贈光碟）。

　　本書收集了用312經絡鍛鍊法治好的病例近百個，包括高血壓、冠心病、糖尿病、腦血栓、失眠、慢性支氣管炎、哮喘等。每種病都介紹了疾病概述、飲食宜忌和日常保健等內容。每個病例都介紹了病情狀況、312經絡鍛鍊效果、312經絡鍛鍊感悟等，都是真人實例。

　　書後附有經絡保健和健身按摩，介紹了人體14條經脈的經絡循行、所主疾病、拍經保健以及傳統按摩養生方法。本書附贈光碟，光碟中介紹了312經絡鍛鍊法治療各種常見病的治病實例。

　　願每個人都能藉由312經絡鍛鍊法，達到百歲健康！

編著者

目　錄

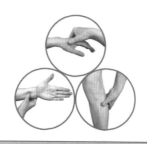

312經絡鍛鍊法概述

3個穴位
1種腹式呼吸
2條腿鍛鍊

　　經絡是客觀存在於人體內的網路系統，是生來就有的。早在2500年以前的《黃帝內經》中就有記載，經絡具有「行氣血、營陰陽」、「決生死、處百病」等重大作用。宋朝的銅人圖也將人體14條經脈較清晰地描畫出來。由於經絡的存在，人體便有了自我調節和適應環境的能力。無數事實證明，經絡是人體的控制系統，是人體運行氣血的通道，由經絡鍛鍊，能夠達到袪病健身、開發人體潛能、預防疾病的目的。

　　經絡系統是客觀存在於人體內的，能維護人體的正常生命活動。但是，由於大自然風、寒、暑、濕、燥、火的侵襲，人體稟賦不同，會導致經絡系統的不暢，人就會產生各種疾病。

　　人體的每條經脈就像公路一樣，如果發生擁堵，車輛

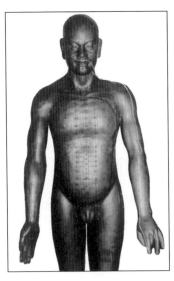

銅人圖

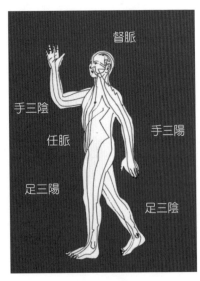

人體14條經絡

就會行駛不暢，就會產生問題，人就會發病。經絡通，人就
會感覺舒服。所以，經常疏通經絡是非常重要的。

312經絡鍛鍊法的發明人祝總驤教授運用經絡學理
論，經過千百次的探索和實踐，創出了一種簡單的經絡健
身方法，即穴位按摩、腹式呼吸和體育鍛鍊相結合，可使
失控的經絡恢復正常。

他從人體14條經脈線中找到了這3條主導全身經絡系
統的經脈線，並進一步從全身300多個穴位中，找到了這3
條主導經脈線上的3個最敏感的穴點，即合谷、內關、足
三里。

312中的「3」是合谷、內關、足三里這3個穴位，直
接按摩這3個穴位來刺激3條主導經脈線，鍛鍊了這3條主
導經脈線就牽動並啓動了全身的經脈運動。

312中的「1」是祝教授根據人體內有9條經脈線貫穿

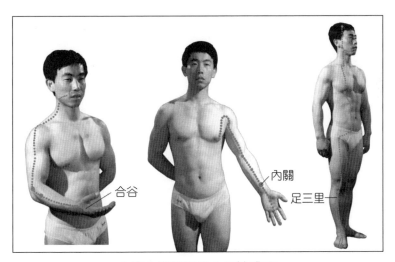

3條主導經脈及3個敏感穴

在腹部的分佈情況，結合人的呼吸運動，提出了用腹部的起伏呼吸動作來強化鍛鍊腹腔內的9條經脈線，使人的精力充沛。

312中的「2」是用人體雙腿的屈伸運動帶動全身經絡，達到防病治病、提高體力的目的。

實踐證明，每人每天只要用25分鐘時間進行312經絡鍛鍊，就可以防病治病，永葆青春，健康長壽。

3個穴位

1. 合谷穴

合谷穴是手陽明大腸經的一個主要穴位，位於手背第1、第2掌骨之間，在第2掌骨橈側中點處。取法是伸出右手，將拇指和食指分開，展露虎口。把左手拇指橫紋放在右手虎口處，向下按住，拇指點所指處就是合谷穴。左手合谷穴取穴與右手相同。

合谷穴找到後，先用左手抓住右手背面，右手拇指屈曲垂直按在合谷穴上，一緊一鬆，有節奏地按壓，一般每2秒一次。

按後要感覺到酸、麻、脹，有上下走竄才好，這就是「得氣」的感覺。

合谷穴是公認的可治百病的長壽穴。因此，按摩合谷穴對於發生在頭部、顏面、上肢等部位的疾病，如頭痛、牙痛、發熱、頸椎病、肩周炎等有較好的療效。

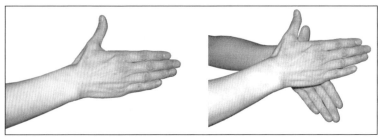

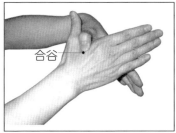

合谷穴取法

2. 內關穴

　　內關穴是手厥陰心包經的一個穴位，位於腕部兩條明顯的肌腱之間，在腕橫紋上2寸處（不是正常的寸，是中醫的手指寸，相當於3橫指），即用自己另一手的3個手

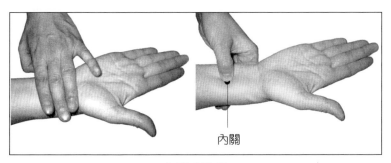

內關穴取法

指，橫放在腕橫紋上，在手腕兩筋間取穴。

內關穴找到後，用另一手拇指指腹按在內關穴上，其餘4指順勢握緊手腕的外側，指甲要剪短，有節奏地按壓。

按後要感覺到酸、麻、脹，並放射至手指端或上臂，這也是「得氣」的感覺。

內關穴所屬的經脈直接進入胸腔中，向下穿過橫膈與三焦連絡，另一支脈從胸內部走向肋間體表，進入掌中，至中指止。

按摩內關穴對於心臟病、胃病、乳腺疾病等有特效。另外，按摩內關穴還可以緩解暈車、眩暈、止嘔。

3. 足三里穴

足三里穴屬足陽明胃經，在腿上，每個人膝蓋髕骨下外側有個凹陷，這個凹陷是犢鼻穴，足三里穴距離犢鼻穴有4指，即將自己的4個手指橫放在犢鼻穴下，於脛骨旁即可準確取到足三里穴。

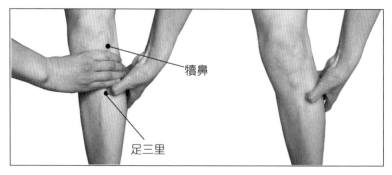

足三里穴取法

足三里穴找到後，可用拇指按摩足三里穴，也可用口紅蓋、小刮痧板、小竹棍等器械行輔助按摩，還可用手掌、拳頭進行叩擊，節奏為每2秒一次。

按後局部感到酸、麻、脹。按摩足三里穴有一個顯著的特徵，即按後半小時內，肯定對胃有疏通作用，出現打嗝、排氣等現象。

足三里穴所屬經脈直通胃，該經從頭到腳，縱貫全身，故對五臟六腑均有保健作用，如牙痛、頭痛、發熱、鼻炎、口疫、頸椎病、高血壓、腹脹、胃痙攣、潰瘍病等均有較好的效果。

民間有這樣的說法：要想安，三里不干。就是說想平安無病，就要經常刺激足三里穴。

【小結】

這3個穴，合谷穴管上肢、頭面部；內關穴管胸腔、心、肺；足三里穴管下肢和全身五臟六腑。因此，對全身的疾病都有作用。

正常無病時，可每天每穴按摩2次，總按摩時間為5分鐘，也可以每個穴按摩100下。

1種腹式呼吸

【方法】

平臥或端坐，全身放鬆，意念集中在丹田，儘量排除雜念，保持胸部不動。用鼻子吸氣，慢慢地吸，意想所吸之氣達到小腹（丹田），讓小腹慢慢鼓起來。呼氣時，收

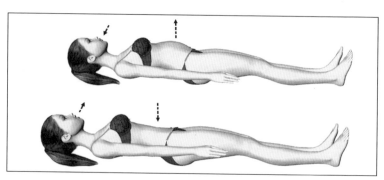

腹式呼吸方法

縮腹肌，小腹凹進去。開始時，可能會快些，每分鐘10次左右，以後逐漸減少到每分鐘4～5次，每天早晚各做1次，每次5分鐘。

【作用】

腹式呼吸能調動體表的9條經絡，促進氣血的運行，使人體各個系統都處於穩定平衡狀態，也有助於大腦的調整和安靜。

除此之外，腹式呼吸對局部血液循環和淋巴循環也有促進作用，能增加肺通氣量，促進各臟器的經絡氣血的活動，增強臟器的功能。

【注意事項】

腹式呼吸一定要因人而異，不要盲目地與他人攀比，要根據個人的身體情況進行。

不同性別、不同年齡、不同體質的人，呼吸的次數、頻率不同，尤其是心腦血管病和哮喘病的患者，更要嚴格掌握呼吸的深度和頻率，要循序漸進，不要刻意追求達到某種標準。

2條腿鍛鍊

312經絡鍛鍊法中提倡的以2條腿爲主的運動可以多種多樣，如下蹲、散步、爬山、跳舞等。透過大量的臨床實踐驗證：下蹲是一種比較好的運動方式。

【方法】

自然站立，全身放鬆，雙腳分開同肩寬。雙臂伸直，平舉至胸前，開始下蹲，再起立，收臂。一般每次可做5～10分鐘，或每次下蹲50個，每日1次。

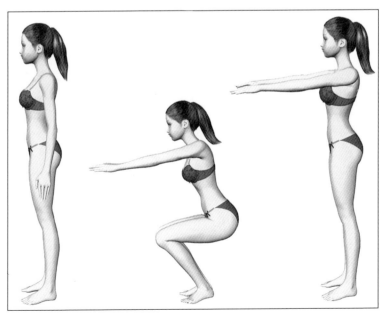

下蹲運動

開始時可先蹲20個，逐漸增加，身體虛弱者，可借助身邊的支撐物，如牆、床、桌子、椅子或院子中的樹木等，進行下蹲活動，貴在堅持。

【作用】

人的每條腿上都有6條經脈走行，這些經脈可以調節五臟六腑，加速氣血運行，使人體經脈通暢，臟腹的功能達到一種新的平衡。

【注意事項】

在進行下蹲運動時要循序漸進，開始時不要一次做很多，要使運動量保持在活動後稍有氣喘，脈搏跳動在每分鐘120次以內，如果超過了這個限度，就會使身體感到疲勞，不利於養生。

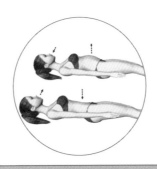

二 312經絡鍛鍊法治病實例

高血壓	慢性胃炎
冠心病	胃下垂
心動過速	腹脹
糖尿病	便秘
腦血栓	頸椎病
腦供血不足	坐骨神經痛
失眠	膝關節痛
慢性支氣管炎	前列腺肥大
哮喘	白血病
胃及十二指腸潰瘍	癌症

高 血 壓

　　高血壓是一種常見的以體循環動脈血壓增高為主要臨床表現的綜合徵。臨床上一般認為在安靜休息時，血壓經常超過 140 / 90 毫米汞柱，則為血壓升高。

　　高血壓除了具有動脈血壓升高的特徵外，有時偶有頸部或頭部脹痛、頭暈、眼花、心慌、胸悶等。後期可出現心、腦、腎方面的症狀。

　　本病多發生於 40 歲以上，肥胖者、腦力勞動者和城市居民的發病率較高，並具有一定的家庭遺傳傾向。

 飲食宜忌

　　1. 應多吃一些富含維生素C的食物，如柑橘、奇異果、青椒、洋蔥、海帶、胡蘿蔔等。

　　2. 應多吃含鈣豐富的食物，如豆製品、葵花子、核桃、牛奶、魚蝦、蒜苗、芹菜、食用菌等，攝入足夠的鈣對高血壓有防治作用。

　　3. 禁酒、濃茶、咖啡等刺激性飲料，忌辛辣調料，如大量使用咖喱粉、芥末、辣椒粉等。

　　4. 忌溫熱食品，如狗肉、紅參、桂圓乾、鹿角膠等。

　　5. 少食鹹味食物，如鹹菜、鹹肉、醬菜、醃製海腥等。

6.忌高脂肪、高膽固醇食物，如肥肉、動物內臟、動物腦、動物油、蟹黃、蛋黃等；少食禽類、畜肉以及蛋、乳類等動物蛋白之品。

312經絡鍛鍊法對高血壓有很好的療效，下面介紹的病例中有單純性高血壓，有合併多種病的高血壓，病史長短不一，患者在認真、準確做312經絡鍛鍊法後，血壓基本恢復正常。

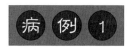

鄭某，女，63歲，幹部。

 病情狀況

患高血壓10餘年，平時血壓180～240／110～115毫米汞柱，伴有心臟病、頭痛、頭暈、全身無力等症狀。每天吃降壓藥，效果甚微，病重住院時病情雖有緩解，但時有復發。

1993年初學練氣功，病情有所好轉。1995年春患了急性胃腸炎，血壓又高起來，心臟也不舒服，不得不在停藥兩年後又重新服用降壓藥，且藥量逐漸加大，頭髮大量脫落，停藥1週，腸胃病就發作，這樣一直拖了7個月。

 312經絡鍛鍊效果

參加312經絡鍛鍊培訓班期間逐漸好轉，後來血壓因

情緒因素曾一度上升到140／110毫米汞柱，於是增加了腹式呼吸和足三里穴的按摩次數，把每天12分鐘原地踏步改爲倒退走或下蹲36次。

每天的安排是：早晨起床前做腹式呼吸和3個穴位按摩，每天堅持做12分鐘的腿部運動，午睡前做腹式呼吸，晚上用熱水浸泡雙腳，並按摩足三里穴。現在，多種疾病症狀緩解，血壓125／90毫米汞柱，胃腸功能正常，已完全停藥。

 ## 312 經絡鍛鍊感悟

堅持312經絡鍛鍊法是降低血壓、調整胃腸的好方法。

 ## 病例點評

該患者合理地安排了做312經絡鍛鍊法的時間，尤其是3個穴位的按摩，是需要一定溫度的，早晨起床前做是比較科學的。

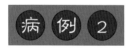

王某，女，63歲，幹部。

 ## 病情狀況

患高血壓10餘年，平時血壓170／100毫米汞柱，伴有頭暈、腦後麻木、失眠、耳鳴、手足冰涼、精神差、情緒不穩等症狀。曾服用西藥降壓藥，但血壓仍不穩定。

312 經絡鍛鍊效果

患者自1995年11月開始學習312經絡鍛鍊法，幾天後血壓由原來170／110毫米汞柱，降到140／90毫米汞柱，而且一直穩定在這個水準。1996年3～4月份，由於過度疲勞血壓升到180／110毫米汞柱，並伴有頭暈和心臟不適。患者根據病情增加了穴位按摩的次數和力度，但血壓還是不穩定。後來每天吸1次氧氣，增加了腹式呼吸的時間和深度，適當增加了室外運動，對飲食結構做了適當調節，增加一些酸性水果，血壓開始好轉，半個月後血壓下降到140／90毫米汞柱。

以後堅持312經絡鍛鍊，血壓一直保持穩定，失眠、耳鳴、手足冰涼和腦後麻木症狀都逐漸消失。

 312 經絡鍛鍊感悟

312經絡鍛鍊結合食療和運動，不僅能降壓，還能緩解全身

 病例點評

該患者根據自己的情況，將321經絡鍛鍊法進行了臨床發揮，結合食療和運動，使血壓得到了控制。

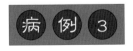

吳某，男，69歲，幹部。

病情狀況

1974年確診爲高血壓，1991年合併冠心病。1992年突然發生幾次險情，頭暈、嘔吐，不能站立，經急救中心大夫診斷爲高血壓危象（血壓195／110毫米汞柱），自此不敢停藥，肝功能化驗不正常，轉氨酶高於正常值。伴有頭痛、頭暈、睡眠差、胸悶痛等症狀。

多年來服用降壓片、潘生丁、消心痛、丹參片、冠心舒合丸、倍他樂克、腦立清等藥物，輪換服用，不敢停藥。

 312經絡鍛鍊效果

1996年10月參加了第7期312經絡鍛鍊法培訓班。從第一課開始，堅持按祝教授所講的去做按摩、腹式呼吸和下蹲運動，但不敢停藥。幾天後大膽地把正在服用的倍他樂克、降壓片、心達康片停了，停藥後偶爾感到心臟部位有痛感，就立即按摩內關穴，痛感很快消失，有時感到頭脹時就按合谷穴，情況就好轉。

經過3個月312經絡鍛鍊，感受到效果明顯，血壓基本正常，胸悶痛症狀基本消失，頭痛毛病基本上好了，睡眠狀況也大有改善。

 312經絡鍛鍊感悟

正確進行312經絡鍛鍊法，既能降血壓，又能調整身心平衡。

病例點評

　　該患者充分瞭解到3個穴位的作用：內關對心臟方面的疾病有效，合谷對頭面部疾病有效，足三里對腹部內臟的疾病有效。

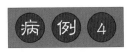

　　王某，女，62歲。

 病情狀況

　　1972年經醫院檢查，確診爲高血壓，血壓長期在150～160 / 100～105毫米汞柱的水準。伴有頭暈、心慌、胸悶等症狀。從1972年患高血壓開始，斷斷續續服用降壓藥。1982年夜間起床時突然休克摔倒，血壓180 / 100毫米汞柱，醫院診斷爲高血壓、冠心病。經各種西醫的治療，病情較爲穩定，但時有加重。

 312經絡鍛鍊效果

　　1996年8月參加了第6期312經絡鍛鍊法培訓班，1個月後血壓已降至130 / 75毫米汞柱，心電圖正常。隨後停服各種藥物，每天認真做312經絡鍛鍊，血壓一直保持在130～140 / 75～80毫米汞柱，心電圖正常，胸前憋悶、疼痛均消失。

　　兩年來從未患感冒，精神很好，走起路來很輕鬆，自

已感覺似乎年輕了20歲。

 312經絡鍛鍊感悟

312經絡鍛鍊法不僅可以降低血壓，還可以預防感冒，調整心臟功能。

 病例點評

該患者的312經絡鍛鍊法做得很正確，所以，效果很好。312經絡鍛鍊法關鍵是要找準穴位，正確做好按摩動作和腹式呼吸。

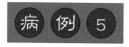

施某，男，90歲，工程師。

 病情狀況

患高血壓20年，血壓曾達到180 / 90毫米汞柱，伴有頭昏、眼花、走路不穩等症狀。

 312經絡鍛鍊效果

1995年7月參加第1期312經絡鍛鍊法培訓班，堅持每天按摩合谷穴、內關穴、足三里穴3個穴位，早晚各1次，每次15分鐘；早晚各做1組下蹲運動。每天總的鍛鍊時間約1小時，從不間斷。血壓由原來180 / 90毫米汞柱下降到150 / 90毫米汞柱。

現在可以連續閱讀書報2～3個小時，不覺疲倦，能堅持走3～4公里路不覺乏力，似乎年輕了許多。

 ## 312 經絡鍛鍊感悟

312經絡鍛鍊法是一種科學的鍛鍊方法，一定要堅持鍛鍊，堅定百歲健康的信念。

 ## 病例點評

312經絡鍛鍊法適合於各種年齡的人，只要堅持，就能取得好的效果。

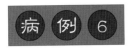

趙某，男，55歲，高級工程師。

 ## 病情狀況

患高血壓已30年，收縮壓（高壓）曾到過190毫米汞柱，舒張壓（低壓）多在130毫米汞柱。隨著年齡的增長，又患上了冠心病等多種疾病。

治療高血壓的中西藥吃了不少，但血壓總是在150／100毫米汞柱，幾乎天天都感到天旋地轉，伴有頭暈、胸悶、乏力等症狀，走路、上樓都很困難。

 ## 312 經絡鍛鍊效果

經過2個月的312經絡鍛鍊法後，血壓恢復了正常，

感到腿腳輕鬆了許多，可以一口氣上10層樓。2年多的肩周炎也好了，不但疼痛完全消失，功能也恢復了正常。常年的咳嗽現在基本上好了。腋下淋巴結腫大，硬得像石頭子一樣的一串串腫塊全都消失了。

經過一年多的312經絡鍛鍊後，體重由95公斤降到85公斤（身高185公分），腰圍由110公分減到90公分。現在仍然堅持312經絡鍛鍊法，每天堅持慢跑快走、高抬腿及下蹲等運動。停藥到現在1年多的時間，血壓一直保持在130／85毫米汞柱。

 ## 312經絡鍛鍊感悟

312經絡鍛鍊法使人戰勝了疾病，能輕鬆愉快地生活。感謝祝教授的真誠幫助，感謝經絡研究中心老師的關心。

 ## 病例點評

312經絡鍛鍊法可以調整身心平衡，治療多種疾病，如果結合慢跑快走，效果會更好。

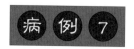

徐某，男，64歲，幹部。

 ## 病情狀況

患高血壓已有40年。上世紀50年代血壓為140／90毫米汞柱，隨著年齡的增長，到了80年代血壓達到190／110

毫米汞柱。

1996 年因情緒等原因，血壓高達 210 / 120 毫米汞柱，看過專家門診，服用硝苯地平，一時血壓降下來了，但仍有反覆。另外，有高血壓家族史。

312 經絡鍛鍊效果

1995 年 12 月參加了第 4 期 312 經絡鍛鍊法培訓班，雖然認真聽講、操作，但效果不明顯。1996 年初，參加了一期專治高血壓的培訓班，並逐步創編了一套適於自己病情的 312 經絡鍛鍊方法：

第一，腹式呼吸時，用意念使全身放鬆，呼吸時放慢速度，達到每分鐘做 2～3 次，做 15 分鐘，每天做 3～4 遍。

第二，增加體育鍛鍊的力度，每天騎車上班，並把每次連續下蹲 20～30 下逐漸增加到 80～100 下。

第三，採取了循經按摩的方法，增強了氣感。經過以上改進，血壓恢復了正常。

312 經絡鍛鍊感悟

一定要根據個人情況，找到適於自己的「312」。也就是說，要靈活運用，加強力度，才能提高療效。推廣 312 經絡鍛鍊法，定會使中老年朋友健康長壽。

病例點評

該患者將 312 經絡鍛鍊法進行了充分的發揮，找到了適合自己的「312」，使血壓恢復了正常。

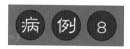

李某，男，79歲。

 病情狀況

1980年開始患高血壓、心臟病急性發作，被醫院診斷為房顫，經電擊法搶救，房顫緩解，但仍有每分鐘間歇5～6次的現象發生，血壓180 / 120毫米汞柱，常感到頭暈、頭痛，全靠服藥治療。

1991年因腎癌術後腹部經常脹痛，影響運動，以致體胖、駝背，非常痛苦。

 312經絡鍛鍊效果

1995年參加第3期312經絡鍛鍊法培訓班，瞭解了經絡是全身健康總控制系統，學會了312經絡鍛鍊法，使多年心慌、間歇房顫和高血壓解除了，血壓維持在150 / 95毫米汞柱，也不再頭痛了，腹部的痛感也逐漸減輕，體重下降，多次檢查，各項指標均屬正常。

 312經絡鍛鍊感悟

為了使更多的中老年朋友健康長壽，1996年李某和幾位學員在紫竹院公園建立了輔導站，介紹數十人參加培訓班，約有近千人在輔導站諮詢、買書，堅持宣講「312」的好處，既是「312」的受益者，又是義務宣傳員。

病例點評

該患者在充分瞭解和掌握312經絡鍛鍊法後，堅持做好「312」，緩解了多種疾病。

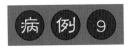

蘇某，68歲，部隊退休幹部。

 病情狀況

患高血壓30年，血壓一直在150 / 105毫米汞柱，整天頭暈目眩，渾身無力。年輕時工作繁忙不以爲然，隨著年齡的增長深感其危害性，苦不堪言，家人也跟著提心吊膽，不敢出遠門。

整天用藥物維持，這麼多年也不知吃了多少藥，雖然深知藥物的副作用，但爲了生命也得吃。

 312 經絡鍛鍊效果

在東城區老年大學聽別人介紹312經絡鍛鍊法，於是抱著試試看的想法參加了北京炎黃經絡中心的一次講座。在會上聽了許多患者的體會，會後購了一本書。

回去照書本就開始練，練了20多天，去檢查血壓在130 / 90毫米汞柱。隨後就把藥減了，再查血壓120 / 80毫米汞柱，很穩定。

此患者還患有10年的糖尿病（血糖始終是餐前16～17

毫摩爾／升和21毫摩爾／升），經過312經絡鍛鍊後，也出現了好轉，現在血糖是6.5毫摩爾／升和10毫摩爾／升。真是太神奇了，312經絡鍛鍊法能把幾十年的高血壓治好，真的令人歡欣鼓舞，喜出望外。

 ## 312經絡鍛鍊感悟

認真學習312經絡鍛鍊法，做自己的經絡醫生，把健康掌握在自己的手中。

 ## 病例點評

312經絡鍛鍊法選穴少，方法簡單，能夠疏通經絡，使經絡的功能恢復正常，達到人體平衡，防病治病。

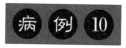

王某，幹部。

 ## 病情狀況

以前血壓一直比較高，170／110毫米汞柱，經藥物治療和食療，血壓基本控制在130／90毫米汞柱之內。

 ## 312經絡鍛鍊效果

為了體驗312經絡鍛鍊法中穴位的作用，暫時放棄腹式呼吸和下蹲，只做合谷、內關、足三里這3個穴位，每天監測血壓，起床後3次，取其平均值做記錄。

經3個月的連續記錄，畫出「舒張壓」變化曲線。第1個月，用拇指按壓3個穴位，每次5分鐘，血壓變化不明顯，全月平均爲124／87.1毫米汞柱。第2個月，下降了的血壓有回升的趨勢，在月中期加大對穴位按壓的力度，並改用「磁鍼」（圓端）和「按摩棒」繼續做按壓3個穴位的按摩，第2個月後期和第3個月血壓明顯降低，第3個月平均血壓爲123.3／83.4毫米汞柱。

 ## 312經絡鍛鍊感悟

① 要從心理上認識到經絡的生理作用；

② 要主動鍛鍊經絡，並堅持每天都做312經絡鍛鍊法；

③ 保持輕鬆愉快的情緒，遇到問題不要著急生氣，更不要過分激動。

 ## 病例點評

該患者只由3個穴位的按摩就使許多疾病有所改善，說明這3個分屬於不同經絡的穴位對全身的疾病都有作用。

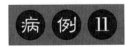

鄭某，男，63歲。

 ## 病情狀況

患有高血壓7年（最高達240／115毫米汞柱），還伴

有心臟病、腸胃病、頸椎病、肩周炎等多種疾病。經常頭痛頭暈、面色發黃、全身無力、胸悶、消化不良。每天吃很多種藥，效果甚微，且藥物帶來的副作用，使患者痛苦不堪。

 ## 312 經絡鍛鍊效果

兩年前參加312經絡鍛鍊法培訓班後，透過經絡鍛鍊，病情有好轉，但是停了藥，病情又有反覆。經過培訓班祝教授的指導，採取了以下措施：

① 緩解緊張憂慮情緒，保持良好心態，更不能灰心或放棄鍛鍊。

② 改進鍛鍊方法，增加腹式呼吸和足三里穴按摩的次數和力度，又增加手操和晚上熱水洗腳按摩，每天堅持不懈。

經過一年多的鍛鍊，各種疾病症狀消失，完全停藥，血壓穩定在140 / 90毫米汞柱。

 ## 312 經絡鍛鍊感悟

高血壓的反覆是可以由提高經絡鍛鍊的力度，找到適合自己的「312」而完全克服的。

病例點評

該患者結合自己的病情，對312經絡鍛鍊法進行了改進，增加了腹式呼吸的次數和力度，腹式呼吸能調動體表的9條經絡，促進氣血的運行，使人體各個系統都處於穩定平衡狀態，也有助於大腦的調整和安靜。

病例12

伍某，69歲。

 病情狀況

8年前體檢時發現患有高血壓，血壓170／105毫米汞柱。單位保健大夫開出降壓靈、心痛定等藥。吃藥時，血壓正常，一直吃了8年。患者嫌每天吃3次藥太麻煩，便停下2次藥，誰知血壓又上去了。

患者有腰腿痛病，開始時還能忍受，以後逐漸加重，不單走路痛苦，躺在床上翻身也難受。大夫說是老年常見病的骨質增生。患者還患有糖尿病，空腹血糖高達10.8毫摩爾／升。

312經絡鍛鍊效果

1998年9月參加了第13期312經絡鍛鍊法培訓班。在祝教授和輔導老師的幫助下，掌握了鍛鍊方法，並大膽地停了藥。近3個月來患者的血壓在不吃藥情況下正常了，腰腿痛不犯了，空腹血糖降到6.7毫摩爾／升，尿糖陰性。

開始練習下蹲時，用手扶著牆勉強下蹲3～5下就渾身出汗，現在已能連續下蹲50下沒有問題。後來患者去東郊雲岫谷旅遊，走了兩個多小時的山路，腰腿都沒有痛。

312 經絡鍛鍊感悟

是312經絡鍛鍊法使患者擺脫了病魔的糾纏，312經絡鍛鍊法，是老年人防病治病的法寶。

 病例點評

該患者腰腿痛很重，下蹲鍛鍊做起來很不易，但是，他能用手扶牆堅持做，活躍了腿上的6條經脈，這些經脈能夠調節五臟六腑，加速氣血運行。

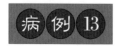

張某，74歲。

 病情狀況

1998年體檢時發現血壓180／100毫米汞柱，2005年9月患雙膝骨關節病，走路相當困難，急性期時，夜間經常疼醒，不能入睡。

多年來，求醫問藥無數，疾病反而日益加重，教學和科研工作都放下了，就連買菜做飯都不能承擔。

 312 經絡鍛鍊效果

2006年10月一次偶然的機會看到了312VCD光碟，瞭解到經絡是客觀存在的，連續看多遍，邊看、邊學、邊做，初見成效，血壓開始下降，骨關節疼痛症狀減輕，不

久可以堅持戶外散步。

於2007年1月來到北京炎黃經絡中心正式入班，糾正了多處鍛鍊過程中出現的錯誤。現在患者的血壓一直穩定在130/80毫米汞柱，停服降壓藥，雙側膝關節病基本消除，恢復到從前走路姿勢，還能購物（如買菜），參加社會活動。

 ## 312經絡鍛鍊感悟

「312」給我們創建了一個和諧幸福的家庭。今後要更加信心百倍地堅持312鍛鍊，而且要動員親朋好友都投入到312經絡鍛鍊中。

 ## 病例點評

該患者經過正確習練312經絡鍛鍊法，使身體恢復正常。在312經絡鍛鍊法中，3個穴位的按摩、1種腹式呼吸和2條腿下蹲運動必須結合起來，缺一不可。

冠 心 病

　　冠心病又叫冠狀動脈粥樣硬化性心臟病。本病的發生關鍵是粥樣硬化病變使冠狀動脈狹窄、閉塞影響冠狀物質循環血流，導致心肌缺血、缺氧。

　　臨床表現爲：自覺心前區悶脹，重者可出現心絞痛並放射至肩、上肢、背、牙齒等區域，有時伴有四肢厥冷或氣短、發紺等症狀。疼痛呈短時性發作或持續性。高血脂症、高血壓、吸菸是本病發生的主要危險因素，其他如糖尿病、體力活動少、體重超重、精神因素、家庭史等爲本病發病的次要危險因素。

　　此外，本病的發生與年齡和性別也有密切關係，一般均發生在40歲以上，且男性多於女性。

飲食宜忌

　　1. 適當增加植物蛋白，尤其是大豆蛋白。

　　2. 多吃蔬菜和水果，新鮮綠葉蔬菜和深色蔬菜富含胡蘿蔔素和維生素C。水果含熱能低，維生素C豐富，並含有大量果膠，食物纖維果膠能降低人體對膽固醇的吸收。

　　3. 多吃海帶、紫菜、髮菜及黑木耳等，它們富含蛋氨酸、鉀、鎂、銅、碘，均有利於冠心病的治療。

　　4. 忌肥肉、動物內臟、動物腦、動物油、椰子油、魚、魷魚、蚌、螺、蟹黃、蛋黃等高膽固醇食物。

5. 忌酒、忌煙、忌暴飲暴食或過飽飲食、忌糖。

6. 控制飯量（主要是碳水化合物的攝入量），限制體重，對於肥胖者尤為重要。

7. 忌刺激性食品或飲品，如濃茶、咖啡、辣椒等。

312經絡鍛鍊法對冠心病有很好的療效，下面介紹的病例中有心肌梗塞、心絞痛、早搏等，病史長短不一，在患者認真、準確做312經絡鍛鍊法後，都很好地控制住了冠心病。

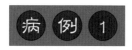

司某，男，67歲，幹部。

病情狀況

1987年突發心肌梗塞，經醫院搶救，脫離危險，但心絞痛時有發生。1992年舊病復發住院搶救治療，經冠狀動脈造影，發現3支血管病變：左冠狀動脈75%彌漫性不規則狹窄，前降支90%狹窄，迴旋支100%完全堵塞。

9年來8次住院，僅前降支就做了3次擴冠手術，藥費、住院費、手術費花了近40萬元。主要症狀有胸悶、胸痛、心悸、早搏、行走困難。

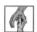

312 經絡鍛鍊效果

1996年3月16日參加了312經絡鍛鍊法培訓班。每天

都堅持按祝教授講授的方法去做，一有空就按摩內關穴，注重下蹲運動，每天至少做2～3遍312經絡鍛鍊，同時逐漸減少服藥量。

到1996年5月底，病情有了顯著改善。心悸、胸悶、心絞痛未再發生，原來心動過緩，心率40～50／分，伴有早搏，現在心率正常，早搏基本消失，心電圖顯示供血情況基本改善。

312經絡鍛鍊感悟

① 必須從心理上真正認識經絡，變被動醫療爲主動醫療。心理通了，一通百通。

② 必須堅持不懈，持之以恆，決不能「三天打魚，兩天曬網」。

③ 必須方法對頭，找準經絡，勇於實踐，因病施治。

病例點評

該患者雖然病情較重，但是由於認識到312經絡鍛鍊法的重要性，堅持做312經絡鍛鍊法，使病情得到了緩解。

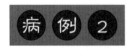

金某，女，68歲。

病情狀況

50年前，因外傷導致腰椎粉碎性骨折，壓迫神經，走

路一直不方便。1982年診斷爲缺血性冠心病；1990年患膽結石，1995年因膽結石服藥引起十二指腸潰瘍，還患有小腿丹毒和老年性白內障等多種老年病。看病吃藥每月要用近千元。

 ## 312經絡鍛鍊效果

1998年2月21日開始接受312經絡鍛鍊法，10天後胸悶、心慌、胃痛等症狀減輕，便將每天必須吃的心痛定、地奧心血康及洛賽克、嗎叮林等藥停服了。3月19日在醫院做心電圖結果是「大致正常心電圖」。過去的16年無數次檢查心電圖均不正常：心肌缺血、T波改變、左束支傳導阻滯。

停藥後患者加強了312經絡鍛鍊，走起路來兩條腿輕快了許多，心慌、胸悶、噁心以及胃痛、燒心等症狀減輕了，體重減少了5公斤，睡眠、大便都正常了。

 ## 312經絡鍛鍊感悟

由於練「312」受了益，患者花半個月的退休費買了30本書贈送給親朋好友。312經絡鍛鍊法是利國利民、造福子孫萬代的宏偉工程。

 ## 病例點評

該患者除了患有冠心病外，還患有膽結石、十二指腸潰瘍等多種疾病，接受312經絡鍛鍊法後，迅速緩解了病情，醫藥費也節省了。

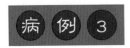

黃某，男，67歲，海軍幹休所。

 病情狀況

1992年10月突發心肌梗塞，住院治療1個月，出院後長期服用消心痛、腸溶阿司匹林等藥。1997年8月又發生心肌梗塞，且病情嚴重，多次搶救脫離危險。平時主要症狀有心慌、胸悶、憋氣。

遵醫囑出院後每天按時服用長效心痛治、消心痛、心寶、阿司匹林、潘生丁、複方丹參片等藥。

312經絡鍛鍊效果

1998年2月參加了312經絡鍛鍊法培訓班，認識了經絡，增強了治好病的信心。鍛鍊的前半個月，每次按摩穴位都有輕微的酸、麻、脹感覺，但效果不明顯。聽祝教授的第三講後啓發很大，不斷改進方法，找到適合自己的「312」。在輔導老師的幫助下，穴位找準了，加大了按摩力度，延長了按摩時間，每天鍛鍊的次數也增加了，效果果然比前兩週明顯。

現在身體比原來好多了，早晨起床後到室外散步、做功；上下午各打2個小時的門球，可以連續打2～3場，晚上扭40分鐘秧歌。過去散步都感到胸悶，接不上氣，現在連續活動3個小時也不犯病。

312 經絡鍛鍊感悟

312 經絡鍛鍊法中的穴位按摩很有效，關鍵是要找準穴位，要根據自己的病情，不斷改進方法，找到適合自己的「312」。

 ## 病例點評

該患者除了認真做好 312 經絡鍛鍊法外，結合散步、打門球、扭秧歌等運動，使病情有了好轉。

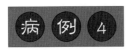

劉某，男，72 歲，幹部。

 ## 病情狀況

患有冠心病、高血壓 13 年。主要症狀為胸前悶痛、心律不整、早搏、頭暈等。因冠心病、高血壓等病需每年住院治療 1～2 次，待病情減輕後在家休養，每天服用各種中西藥物，病仍時有復發。

 ## 312 經絡鍛鍊效果

自 1992 年在報刊上看到了有關 312 經絡鍛鍊法的報導後，按照要求試做，經過半年多的實踐，各種病都有所緩解，從而增強了鍛鍊的信心，經過 4 年的鍛鍊，心絞痛、室性早搏從未犯過，過去上 4 樓感到困難，現在一點也不

感到吃力，不氣喘、不心慌，血壓也由原來的200 / 100毫米汞柱，降到150 / 85毫米汞柱，大便秘結也好了。從鍛鍊「312」以來，已經6年沒有吃過藥，沒有住過院。

312 經絡鍛鍊感悟

312 經絡鍛鍊貴在堅持，只有堅持，才能從根本上治療疾病。

病例點評

該患者患有多種疾病，但是經過312 經絡鍛鍊，多種疾病均有緩解，尤其是冠心病，得到了很好的治療。

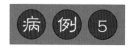

吳某，女，66歲。

病情狀況

從小身體就不好，弱不禁風，人稱「林黛玉」，三四十歲時得了心臟病，1999年得了糖尿病，2001年無意中發現患肺癌並進行手術治療，切除了右肺上葉。

心臟病還沒好，又割下一葉肺，真的成了一個缺心少肺的人了，這時好友建議快練312 經絡鍛鍊法。

312 經絡鍛鍊效果

從2001年開始做312 經絡鍛鍊法，不到3年，心臟病

開始好轉，手發涼、心跳過速、心絞痛沒有了，後來就把治心臟病的藥全停了。

肺癌也已經過了5年的危險期，但糖尿病沒好，餐後血糖為16毫摩爾／升，參加了321經絡鍛鍊函授班，在老師的指導下，從1月份開始做下蹲，到3月份血糖下降到7.2毫摩爾／升，達到了正常標準。

 312經絡鍛鍊感悟

312經絡鍛鍊法缺一不可，必須堅持每天都做。

建議：得了癌症的人在康復後，都應該進行312經絡鍛鍊，都能健康活到百歲！

 病例點評

該患者的病情很典型，患有心臟病、糖尿病，又是肺癌術後，在經過正確的312經絡鍛鍊後，各種疾病均有好轉，身體達到了平衡。

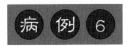

邢某，男，68歲。

 病情狀況

心房纖顫、心律不整、心動過緩近10年。主要症狀為心率緩慢、偶有胸悶、步態不穩、睡眠差。1995年10月安心臟起搏器，但仍有房顫發生，每天必須服地高辛1片，

對地高辛已產生依賴性。

312經絡鍛鍊效果

在第8期培訓班上聽祝教授講了312經絡鍛鍊法的治病依據，對自身體內的經絡有了較明確的認識，再加上身邊病友的切身體會，樹立了戰勝疾病的信心和勇氣。一次在公共汽車上，人很擁擠，又沒座位，患者的心律不整突然加重，身邊又沒帶藥，用手指壓內關穴片刻之後，心律恢復了正常。

類似這樣的情況曾經經歷過幾次。又有一次患感冒，渾身發冷、流鼻涕、流眼淚、頭痛、全身疼痛，身邊沒有藥，按祝教授講的方法用指壓合谷穴、用健身錘敲打足三里穴，大約過15分鐘，全身感到輕鬆了許多，蓋上被子睡了一覺。1小時後醒來，感冒症狀全部消失了。從這以後，已基本上停用各種藥物近2年，心律不整、房顫從未發生過。現在仍堅持每天做312經絡鍛鍊法。

312經絡鍛鍊感悟

對症做好312經絡鍛鍊法，樹立戰勝疾病的信心和勇氣。

病例點評

對於心動過緩、心律不整等病，按摩穴位可以快速緩解病況，尤其是內關穴，可以刺激心包經脈，調整心臟氣血。

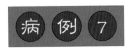

謝某，男，66歲。

 病情狀況

1996年5月體檢時，心電圖檢查T波倒置嚴重，定性為冠狀動脈粥樣硬化，陳舊性心肌梗塞，主要是在前壁。1997年11月又犯心肌梗塞，當時患者大汗淋漓，全身鬆軟，臉色蒼白，不能舉手，經搶救治療，定性為二次心肌梗塞，主要是在下壁。

1998年3月又胸悶憋氣，住院治療。

 312經絡鍛鍊效果

聽人介紹說，312經絡鍛鍊法能治百病。患者抱著試試看的心理，出院後參加了第13期312經絡鍛鍊法培訓班，按祝教授和輔導老師教的方法進行鍛鍊。3個月後去海軍醫院做心電圖檢查，結果是T波倒置現象沒有了，供血情況良好，結論是心臟工作情況大致正常。當時患者非常高興，短短半個月時間，病情就有了好轉。

現在患者根據自己的情況，天天堅持經絡鍛鍊，有幾個月沒吃藥了。在此期間患者還去過紅螺寺山上玩，直登到最高處的第二個景點，下山後什麼事也沒有發生，身體仍正常。

312 經絡鍛鍊感悟

312經絡鍛鍊法能治百病。確信經絡「行血氣，營陰陽」，「決死生，處百病」的重要作用。

 ### 病例點評

該患者患有冠狀動脈粥樣硬化和陳舊性心肌梗塞，經過312經絡鍛，基本上恢復了正常。

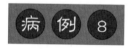

司某，78歲。

 ### 病情狀況

1987年突發心肌梗塞，1989年第二次再發心梗，二次搶救。從1987年到1996年10年間共住院8次，做了三次冠狀動脈擴張手術，1994年請法國專家做了一次擴冠加旋切手術，也沒把堵塞的冠狀動脈擴開。先後共花醫藥費50多萬元。患者的生活已不能自理，走路困難，一動就心發慌，嗓子發堵，火燒火燎。

 ### 312 經絡鍛鍊效果

1996年參加了312經絡鍛鍊法培訓班，僅練了1個多月就有了效果，走路不喘了，每天騎車30分鐘到紫竹院公園鍛鍊1個小時，從1996年到現在進行312經絡鍛鍊法，

10年了再沒住過一次醫院。

原來不能下蹲，現在1分鐘可以蹲40下。

312經絡鍛鍊感悟

312經絡鍛鍊法可以改善心臟功能和冠狀動脈側支循環，增強冠狀動脈血流量。事實證明，保證人體健康的「內因」就是經絡鍛鍊，患者現在有信心堅持312經絡鍛鍊法，保證健康活到百歲。

10年來，312經絡鍛鍊法有了很大的發展，希望大家共同努力把312工程發揚光大，造福人民，造福人類！

病例點評

該患者在很短的時間內，經過312經絡鍛鍊法的習練，病情得到了控制，效果非常顯著。

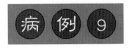

于某，男，62歲。

病情狀況

1994年被醫院診斷為二尖瓣閉鎖不全，主要症狀是胸悶、氣短、乏力，每次橫過街道、天橋時，由於喘不上氣，必須停下來1～2分鐘才能再走。有時還有房顫，服藥一時有效，但不能根本解決。

當聽到醫生說這病必須做心臟手術換瓣膜，而且術後

也難保證不犯時，患者失去了信心，悲觀失望。

 312經絡鍛鍊效果

1997年11月，患者參加了312經絡鍛鍊法培訓班，瞭解到心臟的病也與經絡失控有關，經絡調控能力增強就可以戰勝疾病，這就從精神上解除了壓力。

每當胸悶、氣短、腿腳無力時，就加強3個穴位的按摩，症狀果然緩解。又加強了腹式呼吸和下蹲的力度，1個月以後患者感到症狀逐漸消失，體力增強，精力旺盛，找到了適合自己的「312」。

另外，患者原有高血壓，血壓為180／100毫米汞柱，現在穩定在140／90毫米汞柱。房顫也不再犯了。現在能連續4個小時蹬三輪車，而且次日也沒感到疲倦。

 312經絡鍛鍊感悟

要把312經絡鍛鍊法當做健康的保護神，並向親戚朋友們宣傳推廣。

 病例點評

該患者由於找到了適合自己的「312」，所以，疾病完全消失，心情也好了。

心 動 過 速

　　凡成人心率每分鐘超過100次以上，稱爲心動過速。臨床上分爲陣發性心動過速、竇性心動過速和室性心動過速。

　　心動過速發作時，自覺內心忐忑不安、心慌、氣短、胸悶、頭暈。如心率過快或發作時間過長，有可能發生休克或心功能不全。平臥休息後可減輕。發作時間不等，有的發作僅數分鐘，有的持續數小時甚至數日。有的幾年才發作一次，有的卻一天發作多次。

 ## 按摩療法

　　1. 經常揉捏小手指甲兩側，每日2次，每次36下，可起預防作用。

　　2. 揉捏耳朵兩側耳垂36次，再揉捏拇指的少商穴、食指的商陽穴、中指的中衝穴、無名指的關衝穴和小指的少澤穴，都能起到防治作用。

　　3. 按摩心俞穴及該穴的四周部位後，再用拇指指腹按壓心俞穴，並逐漸用力，順時針方向按摩該穴36下，並擴大按摩範圍。也可按揉內關穴，有雙向調節作用。

　　4. 靜坐，先深吸氣後屏住氣，持續30秒鐘以上，再用力呼氣。然後，用手指刺激咽喉，誘發嘔吐，由興奮迷走神經，可反射性地減慢心跳。再用拇指端按壓內關

穴、太谿穴。每次3～5分鐘。最後，閉上雙眼，右手五指伸直，用力往左眼眶上面中間內側一戳。要戳到眼眶底部。如一次不行，可略微偏移一點試戳幾下。戳到那根像琴弦似的神經，心率即迅速減慢。

銀某，男，63歲，幹部。

病情狀況

1989年醫生診斷為高血壓、冠心病、陳舊性肺結核活動期，於1990年3月住院治療。1992年左胸、左臂經常脹痛，影響正常工作和生活。1993年病情加重，醫院診斷為心肌缺血、心動過速。1994年患肩周炎，疼痛難忍。

患病期間從未間斷到醫院診治，服用藥物種類之多、藥量之大更是常人無法想像的。但病情仍未有大的轉機，往往是舊病未除又添新病。

312經絡鍛鍊效果

1994年11月看到中央電視臺《夕陽紅》欄目播放312經絡鍛鍊法後，患者開始按照電視裏講的要領進行鍛鍊，接著又買了相關圖書，對照書本邊學邊練。

當患者連續鍛鍊了幾天以後，肩周、肘臂等處的疼痛明顯減輕。經過兩個月的312經絡鍛鍊，患者的精神面貌大有好轉，停止了服藥，停藥後無任何不良反應，血壓也

漸漸恢復正常。

　　現在患者堅持312經絡鍛鍊已有1年多了，停藥也有1年，多年的病痛都已消失，身心感到輕鬆愉快。

312經絡鍛鍊感悟

　　透過患者的切身體會，告訴中老年朋友，儘快地掌握312經絡鍛鍊法，堅持鍛鍊，什麼病痛都可以解除。

病例點評

　　該患者原來服用很多藥物，也未控制住病情，在習練了312經絡鍛鍊法後，身體越來越好，心情也很好，疾病已經痊癒。

糖 尿 病

糖尿病是由於人體內激素分泌相對或絕對不足而引起的糖、脂肪、蛋白質代謝紊亂的全身性疾病。典型臨床表現為多尿、多飲、多食及消瘦。此外還有全身乏力、抵抗力降低、四肢麻木、皮膚及外陰瘙癢，以及女性月經失調、男性陽痿等症。

高血糖長期持續將引起多系統損害：腎、眼、心血管、神經等損害或衰竭。病情嚴重或壓力時可能發生急性代謝紊亂，例如，酮症酸中毒、高滲性昏迷等，且易併發各種感染。

 ## 飲食宜忌

　　1. 保證足夠數量的膳食纖維，具有降血糖及改善糖耐量的作用。糖尿病病人食用豆膠、果膠有顯著療效。

　　2. 保證從膳食中攝取豐富的維生素B_1、維生素B_2、尼克酸等B群維生素，以促進碳水化合物代謝。多食含鈣、磷、鋅、鉻、銅、碘等豐富的食物。

　　3. 忌過食含糖量高的食物，除每日規定的主食以外，禁食額外的糕點、糖果、果醬、蜂蜜、蜜餞、奶油、葡萄、甘蔗、地瓜、甘薯、藕粉、馬鈴薯、芋頭、胡蘿蔔及冰淇淋等，控制大米、麵粉等主食餐量。

　　4. 忌多吃水果，特別是含糖量高的水果，如香蕉、

葡萄、柿子、橘子、西瓜等。

　　5.忌高膽固醇食物、忌辛燥刺激食物、忌飲咖啡、忌飲酒、忌吸菸。

　　312經絡鍛鍊法對糖尿病有很好的療效，下面介紹的病例中有單純的糖尿病，還有糖尿病合併多種疾病等，病史長短不一，在認真、準確做312經絡鍛鍊法後，有的患者已不用服藥了，有的患者減了藥量，控制住了糖尿病。

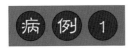

　　柳某，76歲。

 病情狀況

　　患糖尿病已有18年，長期服降糖藥達美康和拜糖平。高血壓也有多年的病史，服用拉普利後，血壓仍降不下來。後來改服艾克迪平，血壓為180／90毫米汞柱，降壓仍不理想。還患有前列腺炎，常發生尿頻、尿急、尿細，夜尿2～3次。

 312經絡鍛鍊效果

　　1999年3月27日參加第15期312經絡鍛鍊法培訓班，按照輔導老師教的312經絡鍛鍊法，堅持做半個月。3月22日測血糖還是6.5毫摩爾／升，到4月12日降為5.5毫摩爾／升，已正常了。

服用的達美康和拜糖平降糖藥，由原來早、晚各服1片，減為各服半片。血壓降到高壓140～150毫米汞柱，低壓80～90毫米汞柱，已經正常了。服藥由原來的日服2片，改為日服1片。停服前列康、安尿通，尿流已恢復正常，夜尿減到1次。

 ## 312經絡鍛鍊感悟

312經絡鍛鍊法太神奇了。該患者先後買了有關312經絡鍛鍊法的相關圖書22本，複錄磁帶7套，分贈本市和外地親友，願他們共同受益。

 ## 病例點評

該患者患有多種疾病，尤其是糖尿病較重，經過正確做312經絡鍛鍊，在較短的時間內，使身體恢復了正常。

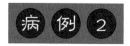

盧某，男，68歲。

 ## 病情狀況

① 高血壓25年病史，高時血壓達180／110毫米汞柱。每天服3次藥，血壓仍很高。

② 頸椎病有20年病史，四肢經常發麻，厲害時頭暈、昏倒。

③ 糖尿病有5年病史，空腹血糖高時為9.4毫摩爾／

升，全身無力，每日吃藥，仍超出正常值。

④ 便秘4年，每天排便十分困難。

⑤ 前列腺肥大，夜裏起夜3～4次。

⑥ 髖骨骨質增生，雙腿常痛，走遠路、上下臺階、下蹲非常吃力。

 ## 312 經絡鍛鍊效果

堅持312經絡鍛鍊1個月後，上述疾病有了明顯的好轉和減輕：

① 血壓穩定在140／80毫米汞柱，減藥為每兩天服1粒心痛定片。

② 頸椎病大大減輕，現在不頭暈、不昏倒。

③ 糖尿病減輕，空腹血糖降到6.3毫摩爾／升，每天口服藥劑量減半。

④ 便秘大有改善，每天大便比較通暢。

⑤ 夜裏起夜只有1次，不尿頻了。

⑥ 雙腿不痛了，走遠路、上下臺階不吃力，2分鐘內可以下蹲70下。

312 經絡鍛鍊感悟

透過親身實踐，不僅相信經絡的存在，而且經絡鍛鍊能「處（理）百病」。今後要繼續堅持312經絡鍛鍊法，努力做到少吃藥或不吃藥也能恢復健康。

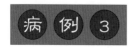

秦某，男，69歲。

 病情狀況

2005年5月底患了糖尿病，當時口乾、口渴得厲害，老想喝水，尿也特別多，渾身一點力氣都沒有，身體急速消瘦，不到1個月，患者的體重從90公斤減到75公斤，到醫院一查，血糖13.8毫摩爾／升，尿糖兩個加號，確診爲2期糖尿病，醫生說必須終生吃藥。

 312經絡鍛鍊效果

學習了312經絡鍛鍊法後患者做得很認真，很到位。半個月後，感覺症狀基本消失了，檢查血糖是6.9毫摩爾／升。從第2個月起，藥量從每天3次減到2次，並側重腹式呼吸的鍛鍊，每天做3次，每次20～30分鐘。第3個月用藥從每天2次減到1次，查血糖是6.3毫摩爾／升，患者感覺很好，什麼症狀都沒有了，跟正常人一樣了。

到9月份就不吃藥了。12月份測血糖爲5.9毫摩爾／升，2006年3月又測血糖爲5.9毫摩爾／升，糖尿病真的好了！同時患者的肩周炎也不知不覺地好了。

 312經絡鍛鍊感悟

312經絡鍛鍊法不但治好了此例患者，也治好了患者

周圍的嚴重糖尿病患者，其中有的血糖曾達到16～19.2毫摩爾／升。現在經過312鍛鍊都恢復了正常血糖和體力、精力，又重新過上了和諧健康的生活。

 病例點評

該患者對經絡、穴位很敏感，做得也很到位，因此，糖尿病等病徹底治癒了。

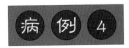

李某，女，68歲。

 病情狀況

自1998年體檢時發現有糖尿病，無症狀，血糖11～13毫摩爾／升。採用中醫方法治療1年，效果不明顯，換西藥（二甲雙胍0.25毫克，每天3次）1年，亦然無效。

 312經絡鍛鍊效果

2002年經介紹參加312經絡鍛鍊法學習班，並停用中西藥物，堅持312經絡鍛鍊。在實踐中找到自己的「312」：

① 加強312經絡鍛鍊法的力度，延長時間。

② 腹式呼吸20～30／分鐘。

③ 足三里以自做的小錘叩擊。

④ 下蹲由10下／次增加到30下／次，現在90下／

次。

　　⑤ 飲食注意控制。

　　⑥ 無事時，隨時做3個穴位的按摩。

　　堅持了兩年，血糖控制在8～10毫摩爾／升，這樣的效果極大地增強了患者的信心，堅持做「312」，像吃飯一樣每天不落。到2006年血糖爲6.8毫摩爾／升。

 ## 312 經絡鍛鍊感悟

　　出現「反彈」不用怕，不緊張，也不著急，只要能有效地利用312經絡鍛鍊法就能治好自己的病。要有信心、決心，再找自己的「312」。注意少吃、多餐，不吃油膩，加強下蹲、腹式呼吸等。

 ## 病例點評

　　該患者根據自己的病情，加大了習練312經絡鍛鍊的次數和力度，結合控制飲食，使糖尿病得以好轉。

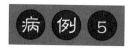

　　王某，75歲。

 ## 病情狀況

　　1999年常覺心慌，時有頭痛，自己以爲得了心腦血管病。經醫院檢查，高壓140毫米汞柱，空腹血糖10.2毫摩爾／升，多次就診後確診爲糖尿病。從那時起一直到2000

年1月，吃中藥、西藥，控制飲食，加強體育鍛鍊，症狀雖逐漸消失，但血糖仍居高不下，更未達到正常水準。

 ## 312 經絡鍛鍊效果

2000年1月，從中央電視臺健康之路看到312經絡鍛鍊法的介紹，開始自學「312」，後又參加31期「312」學習班。所有藥物都停止了服用，空腹血糖竟然下降到了5.9毫摩爾／升，從未超過正常水準。

從此，患者就一直堅持312經絡鍛鍊法，每天早晚各一次，3個穴位各按5分鐘，腹式呼吸每次20分鐘，下蹲一次60～80下。

5年多來，血糖控制住了，很少感冒、生病，原來有的十二指腸潰瘍、閃腰、氣管炎、中耳炎等，也意想不到地減輕或消失了。

 ## 312 經絡鍛鍊感悟

① 要不斷提高對312經絡鍛鍊法的認識，提高自覺性。

② 操作要到位，找到自己的「312」。

③ 執著頑強地堅持，一年365天，一天也不放鬆。

功到自然成，百歲健康就在前頭了。312經絡鍛鍊法實在是好！

病例點評

該患者對糖尿病等病控制得很好，主要是堅持了312經絡鍛鍊法，且沒有間斷。

腦血栓

腦血栓的病因主要是因為腦血管意外之後，腦組織缺血或受血腫壓迫、推移、腦水腫等而使腦組織功能受損。如腦出血的部位大多數在內囊，可能引起對側鬆弛性偏癱（包括下部）；左半球出血可伴有失語；急性期後，偏癱逐漸成為痙攣性，上肢屈曲、內收，下肢呈直伸，腱反射亢進，運動能力可有恢復。

隨時間進展，偏癱肢體的運動可逐漸恢復，下肢一般較上肢恢復為早，近端比遠端的恢復好，手指精細動作的恢復最遲並最差。

 飲食宜忌

1. 急性發作期。昏迷的患者應當禁食。患者逐漸清醒，可鼻飼或口服全流或半流少渣飲食，如稀粥、綠豆湯、豆漿，並可根據季節選用一些果汁，如西瓜汁、梨汁等，蔬菜可選用白菜、菠菜、芹菜、冬瓜、黃瓜等調配煮湯服食。

2. 恢復期。可進食半流低脂肪飲食，宜選用稀粥、麵條、荷葉粥、紅豆薏米粥，並可配加低脂、低膽固醇、高蛋白的食物，如乳類、蛋類、瘦肉、雞肉、魚肉、大豆等，這些含優質蛋白的食物既能補充機體營養，又不會產生脂肪，尤其適合這類病人服食。

3. 忌酒、咖啡、濃茶等刺激性飲品，絕對忌菸。

4. 忌高鈉飲食，如鹹鴨蛋、鹹雞蛋、加鹼饅頭、發酵粉、豆腐乾、油菜、榨菜、紫菜、海帶及醃製瓜果、海味等，要少吃鹽，日攝量應低於5克。

5. 忌高糖飲食，如黃花菜、哈密瓜乾、葡萄乾、桃乾、杏乾、杏脯、柿餅、蜜棗、蓮子乾、菱粉、藕粉等。

周某，女，79歲，教師。

 病情狀況

患有多種老年病，腦血栓、腦供血不足、頸椎病、肩周炎、便秘、消化不良、白內障等。多年來一直藥不離身，每月醫藥費用至少600元。

1997年9月頭痛頭暈加重，多次跌倒，經北京中日友好醫院CT檢查，腦部有5處栓塞，伴有腦血管供血不足，導致腿腳無力，不聽使喚。藥物治療至病情好轉後出院。

 312經絡鍛鍊效果

1998年3月參加了312經絡鍛鍊法培訓班，明白了經絡是人體的總調控系統，一切疾病都與經絡失控有關，如果疏通經絡就可以控制疾病，恢復健康。一邊聽、一邊

練，回家照著做。

　　原來因肩周炎左臂不能舉起，每天開窗戶十分困難，後來左手可以舉起來了。再後來頸椎病也有了好轉，頭頸部慢慢地能活動自如，左右轉頭時可以看見自己的腳後跟了。腿也能抬起來了，練下蹲可以一口氣做20個，單腿直立時，另一腿可以向前踢5次，腿腳靈便，走路比以前快了，也不再跌跤了。

　　其他的毛病也全好了，現在每天大便一次，不用任何輔助手段。過去因患有白內障，看書半個小時頭就暈，字也看不清，現在可以連續看2個小時的書。耳鳴的毛病也不見了。從312經絡鍛鍊開始到現在，已2個月沒有去過醫院，沒有服用任何藥。

 ## 312經絡鍛鍊感悟

　　312經絡鍛鍊法真是治病的法寶，今後一定要大力宣傳推廣，讓更多的人成為312經絡鍛鍊法的受益者。

腦供血不足

王某，女，72歲。

病情狀況

從1978年患頭暈病，頭向右轉就暈，曾4次住院治療，醫生說與腦供血不足有關。

1996年頭暈病又犯了，每晚睡覺不敢向左躺，向左躺後舌頭會被咬破，好幾天不能吃好飯，非常痛苦。另外，還有頸椎病等。

312經絡鍛鍊效果

聽朋友介紹，學習了有關312經絡鍛鍊法的方法，馬上用電話聯繫，並參加了第15期312經絡鍛鍊法培訓班。

認真聽課，刻苦鍛鍊，1週後感到頭不暈了，頸椎也不痛了；第2週起，試著把藥停了一半；第3週，中午、晚上睡覺特別好，左躺、右躺，頭也不暈，舌頭被咬的現象不出現了，就把藥全停了，沒有感到不舒服。

312經絡鍛鍊感悟

312經絡鍛鍊法真是神奇，人體的疾病原因就是經絡不通，312經絡鍛鍊法能疏通經絡，達到身體平衡。

病例點評

該患者的腦供血不足可能是由於頸椎病的緣故，也可能是由於腦部缺血引起的梗死。總之，年齡大了，經絡不通，導致多種疾病。

失　眠

　　失眠又稱不寐，是常見的一種睡眠障礙。主要表現爲睡眠時間、深度的不足，輕者入睡困難或時寐時醒，或醒後不能再寐，重則徹夜不寐，伴有頭暈、心悸、健忘、神疲乏力、腰酸耳鳴、食慾不振以及遺精、陽痿等症。

　　發病原因有心理性、病理性、精神性和藥物性等多種因素。常影響人們的正常工作、生活、學習和健康。

 飲食宜忌

　　1. 桂圓肉10克，蓮子20克，糯米100克，加水熬粥，每晚喝。

　　2. 核桃仁15克，枸杞子10克，小米100克，加水熬粥，每晚喝。

　　3. 百合60克，白糖適量，煮爛，吃百合及喝湯。

　　4. 金針菜（又名黃花菜）乾品30克，水煮30分鐘，去渣，加冰糖，溶化後於每晚睡前1小時溫服。連服10餘天方可見效。

　　5. 百合200克，桂圓肉20個，紅棗20個，粳米100克，小米300克，共煮成粥，再放適量豆油，即可食用。每天早、晚食用。

　　6. 洋蔥去皮，切成兩半，放碟內，置於枕邊，易入睡。

> 7. 乾菊花10克，研成末，與粳米100克同煮成粥，每天一次喝完，直至症狀消失。
>
> 8. 每晚睡前喝熱牛奶1杯後，易入睡。

312經絡鍛鍊法對失眠有很好的療效，尤其是在睡前做腹式呼吸，能快速入眠。

薛某。

 病情狀況

2006年12月到2007年1月間，由於工作繁重、壓力大，不注意休息，患上了失眠症，每天凌晨2：30分準時醒來，到凌晨5：30分或6點才能睡著，這樣的情況嚴重地影響第二天的工作，影響家人的夜間休息。

312經絡鍛鍊效果

在去醫院看醫生時，醫生推薦了312經絡鍛鍊法，按照書中的要求早晨晚上在床上各做1小時的腹式呼吸，第二天、第三天，都是一覺睡到8點半，切身體會到312經絡鍛鍊法的威力。

報名參加了312經絡鍛鍊函授班，深刻理解了「312」的按摩理論和經絡對人體健康的重要性，對腹式呼吸的認識也更加深刻了，它可以同時鍛鍊腹部9條經絡，可以放

鬆大腦皮層，睡眠自然就好了，身體也健康了。下蹲對全身經絡都能起到保護和改善的作用。

到目前爲止，患者的失眠症已徹底好了，頸椎痛和肩痛也得到了緩解。

312 經絡鍛鍊感悟

現在社會上有失眠痛苦的人太多了，有的人有幾年甚至幾十年失眠的痛苦史，可是一旦知道了 312 經絡鍛鍊法，並認真去做了，都能治癒。

所以，堅信經絡鍛鍊能治療失眠是真理，誰做誰有效，要讓人人都知道！

病例點評

該患者用 312 經絡鍛鍊法中的腹式呼吸治好了失眠。目前，失眠、神經衰弱的人很多，只要堅持做 312 經絡鍛鍊，生活有規律，就能得到痊癒。

慢性支氣管炎

　　慢性支氣管炎簡稱「慢支」，是指氣管、支氣管黏膜及其周圍組織的慢性非特異性炎症。一般表現爲連續2年以上，每年持續3個月咳嗽、咳痰或伴有喘息、呼吸困難及呼吸道急性炎症。慢性支氣管炎的併發症主要有阻塞性肺氣腫、支氣管肺炎和支氣管擴張。

　　本病爲多發病、常見病，國內患病率約爲3.82%，多見於中老年人，寒冷地區患病率較高。

 飲食宜忌

　　1. 應選擇不生痰、不上火的食物，如黃豆、豆製品、豬瘦肉、豬肺、蛋類等。

　　2. 多吃新鮮蔬菜，不僅能補充多種維生素和無機鹽的供給，而且有消痰、清火、通大便的作用。如蘿蔔、白菜、冬瓜、絲瓜、芹菜、蕺菜、荸薺等。

　　3. 忌對支氣管有刺激作用的食物，如濃茶、咖啡、醋、辣椒、胡椒、桂皮等。

　　4. 忌甘甜、油膩的食物，如糖類製品、糯米、乳酪、肥肉、油炸食品、烤雞等。這些食品能刺激支氣管黏膜，促進黏液分泌，痰液增多，加重咳嗽、氣喘的症候。

　　5. 忌菸、酒。

> 6.忌腥類食物，如魚、蝦、蟹、貝類等。這些食品不利於化痰。

312經絡鍛鍊法對慢性支氣管炎有很好的療效，下面介紹的病例中有單純的支氣管炎，還有支氣管炎合併其他疾病等，病史長短不一，在認真、準確做312經絡鍛鍊後，都很好地控制住了慢性支氣管炎。

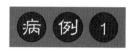

楊某，男，75歲，幹部。

 病情狀況

青壯年時期長期在高寒地區工作，冬季常患感冒，1964年冬因感冒引發支氣管炎合併哮喘，從此以後，每到冬季只要感冒就引發支氣管炎並伴有哮喘發作，嚴重時必須住院治療。

主要症狀為喘息、憋氣、氣短、身體虛弱。曾服用各種治哮喘的中西藥物，只能暫時緩解，未能根治。

 312 經絡鍛鍊效果

自1994年12月開始聽祝教授講課後，堅持每天早、中、晚各練1次，上午、下午看書報時加強練腹式呼吸各1次。此外，加按雙手商陽、列缺、外關等穴。一年來沒有發生過一次感冒和哮喘。

以前睡覺只能側臥，不能仰臥，否則就喘不上氣。現在可以仰臥睡覺了，也不感到氣短了。

 ## 312經絡鍛鍊感悟

針對疾病，找到適合自己的312經絡鍛鍊法，能根治多年的疾病。

 ## 病例點評

該患者能夠在312經絡鍛鍊法基礎上，加按商陽、列缺、外關等穴，爲治好慢性支氣管炎打下了基礎。

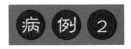

張某，男，69歲，工人。

 ## 病情狀況

患有氣管炎、腸炎、高血壓、冠心病等多種疾病，每天都在痛苦中度過。

 ## 312經絡鍛鍊效果

1994年經人介紹，買了312經絡鍛鍊法相關圖書，自學自練，從未間斷。

① 20年的慢性氣管炎好了。過去一年四季都犯病，咳嗽、氣喘、大口吐痰，必須打針吃藥，甚至住院治療才能控制，練「312」後已有兩年沒有犯病，也沒有患感冒。

② 原來心絞痛每天要發作 3～5 次，練習「312」後已有 8 個月沒有用藥了。

③ 血壓降下來了，以前血壓 160～180 / 100 毫米汞柱，現在 150 / 90 毫米汞柱。

④ 慢性腸炎已有 20 年病史，以前一天要大便 3～5 次，服藥後可止住，但停藥後又犯。自從學練「312」後，已經一年多沒有犯病。

312 經絡鍛鍊感悟

作爲一名 312 經絡鍛鍊法的受益者，也是一名 312 經絡鍛鍊法的輔導員和宣傳員，要經常以自己的親身體會向廣大群眾宣傳 312 經絡鍛鍊法，讓大家都能掌握 312 經絡鍛鍊法，達到自我醫療保健、健康長壽的目的。

病例點評

患者患有多種頑疾，生活品質很差，經過 312 經絡鍛鍊法的習練，已基本控制了病情，尤其是支氣管炎和腸炎。

哮　喘

　　哮喘是呼吸道過敏性疾病，是機體對抗原性或非抗原性刺激引起的一種氣管—支氣管反應過度增高的疾病。

　　其臨床特徵爲突然發作、胸悶氣憋、喉中哮喘、咳吐大量泡沫狀痰液，呈陣發性，每次發作十幾分鐘，長則可達數小時，連續多日。嚴重者發作時張口抬肩、喘息不止，痛苦異常。長期反覆發作，常併發慢性支氣管炎和阻塞性肺氣腫。約有20%的患者有家族史。本病可發生在任何年齡，但半數以上在12歲以前發病。

 ## 飲食宜忌

　　1. 鮮南瓜500克，去皮；大棗15～20枚，去核；紅糖適量。將鮮南瓜、大棗，洗淨後放入鍋內，加水煎煮，20～30分鐘後，加入紅糖，即可食用。

　　2. 核桃仁、苦杏仁、生薑各50克，蜂蜜適量。核桃仁、苦杏仁用水浸泡，去皮，生薑洗淨，切細，共搗爛，爲丸，分10次，臨睡前服用。

　　3. 豆腐600克，掏1個洞，裝入80克白糖，水煮30分鐘後食用。每天1次，連吃3～4天。

　　4. 百合10克，白果（銀杏）10克，同煮，每天2次，溫服。

　　312經絡鍛鍊法對哮喘有很好的療效，下面介紹的病例中有老人、兒童，病史長短不一，在認真、準確做312經絡鍛鍊後，都很好地控制住了支氣管哮喘。

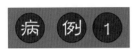

　　宋某，男，70歲，工人。

 病情狀況

　　患支氣管哮喘病40餘年，發病之初有季節性，以後不分四季隨時發作，尤以夜間爲甚。主要症狀爲哮喘、心慌、頭暈、周身無力。曾在北京幾家大醫院診治，服用各種止喘藥，也曾做過脫敏治療，雖有暫時緩解，但仍然控制不了發病的頻率。嚴重時急診或住院治療，但無長期療效。

 312經絡鍛鍊效果

　　參加了第6期312經絡鍛鍊法培訓班，在短短2個月的時間內，堅持每天做3～5次「312」，哮喘病基本上沒有大的發作。停藥後，雖然有時也有發作的跡象，如夜間突然感到憋氣、心慌。當預感到哮喘又有急性發作，及時把心靜下來，全身放鬆，做腹式呼吸，同時按摩合谷穴、內關穴，大約半個小時後便可恢復平靜。

 312經絡鍛鍊感悟

　　① 操作準確，手法得當，持之以恆。

② 調理情緒，避免勞累。

③ 疾病發作時自我調整，加強按摩，並增加腹式呼吸的時間和力度。

 病例點評

該患者患的是頑疾哮喘，他增加了每天習練的次數和力度，尤其在疾病發作時，及時做穴位按摩和腹式呼吸，使得病情好轉。

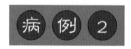

郭某，女，68歲。

 病情狀況

患支氣管哮喘33年，發病無季節性、無時間性。主要症狀為哮喘、胸悶、心慌、四肢無力、身體虛弱。得病後，曾用各種止喘藥，包括口服中西藥、針劑、外用膏藥等各種治療方法，但只能暫時緩解，沒有長效。嚴重時需急診或住院治療。從1995年開始加用強的松，否則無法緩解。因哮喘發作頻繁且無規律性，一年到頭人走到哪裡，藥和氧氣袋就帶到哪裡。由於常年患病及用藥後的副作用，身體非常虛弱，行走困難，甚至連一站地也走不了。

 312經絡鍛鍊效果

1996年春天開始做312經絡鍛鍊法，每天做2次，同

時每天堅持戶外鍛鍊，病情大有好轉。1997年8月參加了第9期培訓班，提高了對經絡的認識和鍛鍊水準。

在病情穩定好轉時將藥減量，服用次數逐漸減少，直到最後完全停藥。現在已一年多沒有用藥，不但哮喘病好了，連其他病也全都好了，感冒也沒有患過，精神非常好。身體慢慢強壯了，現在能爬香山了。

 312 經絡鍛鍊感悟

將312經絡鍛鍊法與戶外鍛鍊相結合，是戰勝哮喘的法寶。

 病例點評

該患者在習練312經絡鍛鍊時，能結合戶外運動，增強了體質，其他病也痊癒了。

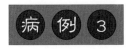

張某，男，10歲，學生。

 病情狀況

3歲開始患支氣管哮喘，屢發屢治，但仍屢治屢發。主要症狀為哮喘。曾在各大中型醫院採用中西醫多種方法治療，效果不佳。

長期使用西藥控制，發病時對症下藥，只起到平緩病情的作用，遇到氣候變化或感冒常會引發哮喘。

312經絡鍛鍊效果

1992年11月再次發病，求治於祝總驤教授，用「實驗經絡針灸療法」治療1個療程（14天），病情得到較快地控制，且病程縮短。以後曾幾次患感冒、發高燒、咳嗽，均採用「實驗經絡針灸療法」治療，均未發生哮喘，且感冒痊癒。

此後，平日堅持做2～3次312經絡鍛鍊法，身體逐漸強壯，雖偶有感冒發生，但基本上能很快地控制。

 ## 312經絡鍛鍊感悟

家長必須督促和幫助小兒做312經絡鍛鍊法，才能戰勝疾病。

 ## 病例點評

小兒哮喘發病原因有多種，如果能堅持312經絡鍛鍊，會使病情得到有效控制。

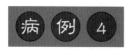

宋某，男，69歲，幹部。

 ## 病情狀況

患哮喘病已40餘年，愈來愈嚴重，隨時可發作，特別是夜間常常急性發作去醫院急診，治哮喘的西藥都服用

過，也做過脫敏治療，雖有一定療效，但還是避免不了頻繁發作。

同時還患有原發性高血壓，有20多年的病史，血壓180／100毫米汞柱，經常靠服藥來維持血壓的正常。

 ## 312 經絡鍛鍊效果

自學習了祝總驤教授創立的312經絡鍛鍊法，僅在短短的兩個多月內，每天堅持做2～3次「312」，哮喘沒有大發作過，血壓能保持在150／80毫米汞柱，行動起來比以前輕鬆了許多，有一次夜間感到憋氣、心悸，預感到哮喘又要發作，患者不再緊張，把心靜下來，全身放鬆，進行腹式呼吸，同時按摩合谷穴和內關穴，大約半個小時後恢復了正常。

還有一次，頭發昏、後腦陣痛，眼睛模糊，預感血壓升高了。這時，患者坐下來，全身放鬆，專心按摩內關穴和合谷穴，過了一會兒便恢復了正常。

 ## 312 經絡鍛鍊感悟

哮喘及高血壓都與情緒、勞累等密切相關，用312經絡鍛鍊法調整經絡能夠從根本上解決問題。

 ## 病例點評

該患者哮喘病較重，同時又患有高血壓，在習練了312經絡鍛鍊法不到兩個月，就使病情有了好轉，在疾病發作時，也能用312經絡鍛鍊法把疾病控制住。

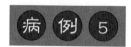

郭某，女，62歲。

 病情狀況

患有哮喘、過敏性鼻炎、頸椎病、白內障、便秘、腿痛等十多種疾病。

患哮喘30多年來經常犯病，中藥、西藥、打針、貼膏藥、手穴割治等都用過，一年四季沒有時間性，不分白天或夜晚，隨時可能發病，嚴重時還要輸氧。到1995年，有時連一站地都走不動。

 312經絡鍛鍊效果

偶然從廣播上聽到祝教授答患者的提問，才發現有312經絡鍛鍊法這個法寶。

第二天就到北京炎黃經絡研究中心買書，堅持一天兩次按時進行312經絡鍛鍊。然後又參加了第9期312經絡鍛鍊培訓班，提高了對312經絡鍛鍊法的認識，也提高了按摩的技術和要領。

現在已經一年多不用藥了，不但哮喘病好轉了，鼻炎和其他的病也都好了，現在很少感冒，精神非常好。

 312經絡鍛鍊感悟

每個人身上都有經絡，只要相信經絡，堅持鍛鍊，疾

病就能好，就能百歲健康。

 病例點評

　　該患者患有多種疾病，治療疾病的方法也用了很多，但都沒有控制住病情。自從習練了312經絡鍛鍊法後，堅持每天都做，使病情得到好轉。

胃及十二指腸潰瘍

　　胃及十二指腸潰瘍是一種全身性慢性疾病，以反覆發作、節律性上腹部疼痛爲主要表現。常伴有噯氣、嘈雜、泛酸，甚至嘔血、便血等症候。

　　其病因主要有兩方面：一是精神因素，長期的精神過度緊張或反覆的精神刺激，造成大腦皮質功能失調，誘發此病；二是飲食因素，飲食不節、暴飲暴食、饑飽無度等，除直接損傷胃黏膜外，也能引起中樞神經系統調節機能失調，形成此病。

　　若反覆發作，可導致大出血、幽門梗阻、急性穿孔等嚴重病症。

 飲食宜忌

　　1. 飲食要有規律，避免過飽過饑，過涼過熱。

　　2. 少量多餐、定時定量。少量，可減少胃酸分泌；多餐，可彌補食量之不足。一般每餐不宜過飽，以正常食量的 2／3 為宜，每日進餐 4～5 次。

　　3. 宜食用質軟、易消化的食物，避免體積大、堅硬、粗纖維多的食物，以減少對潰瘍面的機械性刺激。

　　4. 忌刺激性食物，如咖啡及辣椒、胡椒、蔥、蒜、辣油、咖喱等。

　　5. 忌多纖維、不消化的食物，如豆類、甘薯、芋

頭、蘿蔔、糙糧、韭菜、芹菜、泡菜、老菜幫等。

6.忌竹筍，忌糯米製品，忌油炸、煎烤、煙燻、生拌食物和醃製品，忌過酸過甜食物，忌濃縮肉汁、肉湯、雞湯、蘑菇湯，忌飲牛奶、忌吸菸。

7.忌酒類。

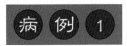

劉某，57歲，工人。

 病情狀況

1995年10月患感冒，曾服用「感冒通」，2天後胃部不適，疼痛。經醫院胃鏡檢查後，診斷爲胃小彎處潰瘍、胃炎，潰瘍面2公分×2公分。主要症狀爲持續性胃痛。1995年10月曾服用胃蘇沖劑、德諾、654-2等藥均無效，11月份服用洛賽克、黃連素後胃痛停止，12月份又服用1盒「洛賽克」，效果尙可，暫停藥。

1996年2、3月間，胃痛復發，不分晝夜疼痛不止，又服用胃得樂、胃蘇沖劑等仍不能緩解。1996年3月，經專家診斷爲淺表性胃炎，服用中藥10天，仍未見效。

 312經絡鍛鍊效果

1996年5月26日參加了第6期312經絡鍛鍊法培訓班，每天至少做2～3次，到6月下旬已明顯見效，胃不再痛了，以後逐漸停用了各種藥物，堅持每天做312經絡鍛

鍊法，停藥後至今一直未犯病。

312 經絡鍛鍊感悟

312經絡鍛鍊法對胃腸疾病有明顯的效果，一定要堅持每天都做，使經絡暢通，身體平衡，才能遠離疾病。

病例點評

312經絡鍛鍊法的3個穴位中，內關穴、足三里穴對胃病都有很好的療效。

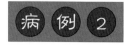

邵某，女，65歲。

病情狀況

12歲就有胃病，消化不好。1972年因胃痛加重，經診斷為十二指腸潰瘍，一犯病胃痛得不能吃東西。1995年開始出現十二指腸出血，第一次住院治療。以後每年春天都因胃出血住院，一住就得輸液，8天8夜不能吃東西，一個多月才能出院。

312 經絡鍛鍊效果

參加了321經絡鍛鍊法培訓班後，認識提高了，開始認真做。胃痛時加強足三里穴按摩和腹式呼吸，症狀就能

控制。練習了下蹲，體力增強了，現在一口氣能爬上北京的景山，也不再吃藥了。

另外，參加培訓班使患者的做法更標準、更準確了，如按摩內關穴，必須將拇指嵌到兩根筋之間去尋找，才能找到感覺；又如，合谷穴不敏感就向上找到曲池，效果就好了。深呼吸也有個力度問題，這些都是參加培訓班才學會的。

 312 經絡鍛鍊感悟

312經絡鍛鍊法對多年頑疾都有很好的效果，這種方法簡單、有效，最適合老百姓自己練習了。建議廣大群眾都選擇這種方法。

 病例點評

該患者的胃病是從小患的，很嚴重，由於能認真做312經絡鍛鍊法，而且做得很到位，又能結合自己的病情來做，因此，效果非常好。

慢性胃炎

　　慢性胃炎是指由於不同原因引起的各種胃黏膜的慢性炎症性病變。慢性胃炎的發生，與急性胃炎遷延不癒，長期服用刺激性食物和藥物，膽汁反流，胃黏膜屏障破壞及自身免疫等因素有關。

　　本症大多數由急性胃炎轉變而來。起病緩慢，常見症狀為上腹部不適或疼痛、噯氣、噁心、嘔吐、消化不良、泛酸等，有時進食後疼痛加劇，噯氣後感到舒服。如不及時治療，可發展成為胃潰瘍及十二指腸潰瘍，少數嚴重者可惡變成胃癌，切莫等閒視之。

 飲食宜忌

　　1. 飯菜宜軟爛，容易消化，含纖維多的食物不宜多食。

　　2. 烹調方法宜選用蒸、煮、燉、燴等，以減少胃黏膜的損害。

　　3. 少量多餐，每日可安排4～5餐，細嚼慢嚥。

　　4. 忌刺激性食物，如濃茶、咖啡等飲料以及胡椒、芥末等辛辣調料。

　　5. 忌暴飲暴食，饑飽無常，忌食不易消化的食物，忌吃辣椒，忌生冷食物，忌喝啤酒。

　　6. 胃酸過多者，忌食酸性食物，如醋、話梅、楊

梅、山楂、橘、柚、檸檬、鳳梨、酸石榴等，否則會加重泛酸的症候。另外，雞湯、肉湯、魚湯、蘑菇湯等濃湯也要忌口，避免胃酸分泌增加。

7. 胃酸缺少者，忌食鹼性食物，如莧菜、芹菜、海帶、牛奶、豆製品等。鹼性食物會中和稀少的胃酸，加重消化不良的症候。

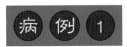

高某，男，65歲，工人。

病情狀況

患慢性胃炎40多年，主要症狀為胃痛不適。長期服用治療胃炎的中、西藥，從未停過藥。胃痛嚴重時，就加倍服藥，同時用枕頭頂住胃部，40分鐘甚至1小時才能緩解。從1995年開始，病情加重，空腹時胃痛，進食後仍痛，用藥後效果不明顯，精神狀態極差。

312經絡鍛鍊效果

1997年11月8日參加了第10期312經絡鍛鍊法培訓班，堅持每天至少做兩次鍛鍊。除此之外，堅持騎車、散步、倒退走、壓腿等戶外活動。

經過一個多月的鍛鍊，身體比從前好多了，胃病雖然犯過幾次，但症狀比以前輕，犯病時只要按摩足三里穴、合谷穴，做腹式呼吸經10分鐘就可以緩解，身體和精神狀

態明顯好轉。

312 經絡鍛鍊感悟

患胃病這麼多年，覺得治好的希望不大。沒想到用312經絡鍛鍊法治好了，太感謝312經絡鍛鍊法的發明者了。

病例點評

該患者患有多年的頑疾，身心疲憊。透過312經絡鍛鍊法的實踐，結合其他運動，使胃炎有了好轉。

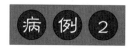

馬某，60歲。

病情狀況

患胃病有20多年，經常胃痛，不敢吃冷的、硬的東西，吃幾塊蘋果，要用開水泡了再吃，厲害時不敢進食，一年四季離不開吃多種胃藥。由於長期患胃病，出現營養不良，身體虛弱。

312 經絡鍛鍊效果

一年前買了312經絡鍛鍊法的相關圖書，從此按書上的介紹進行經絡鍛鍊。又參加了第15期312經絡鍛鍊法培訓班，對人體的經絡有了進一步的瞭解，增強了每天做經

絡鍛鍊的決心。每當按壓合谷穴、內關穴、足三里穴3個穴位以及腹式呼吸時，就感覺到腹內咕咕作響，腸胃在蠕動，並有氣排出，同時感到胃裏很舒服。

　　現在還加強體育鍛鍊，如爬香山，到公園散步和慢跑，一走就是兩個多小時，患者都不覺得累。現在患者吃得飽，睡得香，能吃各種水果，幾個月不吃藥了。體質增強了，精神愉快了，生活品質也提高了。

312經絡鍛鍊感悟

　　312經絡鍛鍊使人的身體得到康復，它確實具有「行血氣、營陰陽」和「決死生、處百病」的作用。

病例點評

　　內關穴、足三里穴對胃腸功能有很好的調整作用，如果感覺不舒服，及時按摩這些穴位，症狀就能快速得到緩解。

胃 下 垂

胃下垂是指，由於胃肌層張力低下及胃周圍組織弛緩無力，而使胃體小彎弧線最低點下降至髂脊連線以下，或十二指腸球部向左偏移的一種疾患。

主要表現爲腹部脹痛，尤以飯後加重。平臥時腹脹減輕，伴有噁心、噯氣、嘔吐，並有全身乏力、頭暈、便秘或腹瀉等症狀。

 飲食宜忌

1. 宜多進高營養食品。高能量、高蛋白、高脂肪食物可適當多於蔬菜水果，以求增加腹部脂肪積累而上托胃體。

（1）煲肚：豬肚1具，黃耆30克，龍眼肉30克，砂仁5克，加調料煮熟後分次食用。

（2）煮魚湯：鯽魚500克，黃耆50克，枳殼30克，加調料烹製成魚湯食用。

2. 忌飽餐，宜少食多餐，忌吃堅硬的食物，如炒貨、油炸品等，忌不易消化的食物，如甲魚、鰻魚、羊肉、黃鱔等，忌易引起脹氣的食物，如芋頭、澱粉製品、山薯等。

運動療法

> 　　仰臥，雙腿伸直，抬高數下，反覆進行多次。也可以仰臥，雙腿上舉，做模擬蹬自行車的動作3～5分鐘。

　　徐某，男，62歲，幹部。

 病情狀況

　　患胃下垂近10年，主要症狀爲進食後腹脹，胃有下墜感，且食慾不振。曾用中西醫各種方法治療均無效。

312經絡鍛鍊效果

　　1998年3月參加了312經絡鍛鍊法培訓班，根據老師的指點，結合自身的情況，在鍛鍊中摸索出了適合自己的「312」。即每天晨練加大力度：

　　起床前按摩3個穴位約半小時，再做腹式呼吸10分鐘以上。起床後做戶外鍛鍊，下蹲40次左右，托腹200次以上。午飯後按摩3個穴位20分鐘。晚上睡前做下蹲、托腹。躺入被窩後做腹式呼吸10分鐘以上。每天堅持，取得了很好的效果，經過短短1個月的鍛鍊，胃下垂明顯好轉，食慾增加，精神和體力都很好，每天上下班上下10層樓不坐電梯，不僅兩腿有勁，也不感到氣喘。

312 經絡鍛鍊感悟

① 按摩穴位一定有「得氣」，即有酸、麻、脹感。

② 加大按摩力度和時間。

③ 堅持三種方法一齊用，並持之以恆。

④ 根據個人情況，探索適於自己的「312」，定會取得明顯效果。

病例點評

該患者採取積極主動的態度練習312經絡鍛鍊法，根據自己的病情，每天多次進行312經絡鍛鍊法的練習，找到了適合自己的「312」，使病情大為緩解。

腹　脹

　　腹脹是一種常見的消化系統疾病症狀，主要見於胃腸道脹氣、各種原因所致的腹水、腹腔腫瘤等。正常人胃腸道內可有少量氣體，約150毫升，當咽入胃內空氣過多或消化吸收功能不良時，胃腸道內產氣過多，而腸道內的氣體又不能從肛門排出體外，則可導致腹脹。

 飲食宜忌

　　1. 茄子蒂，置密閉容器內，焙焦，研末，備用。每次半茶匙，溫水送服。

　　2. 乾薑10克，燒黑，研末，加入濃粥中，喝下。每天2～3次。適宜於受寒腹痛。

　　3. 腹脹、胃腸虛弱、食慾不振時，大麥粉炒黃，每次10～15克，每天3次，飯後2小時溫水送服。

　　4. 腹脹、胃脘痞悶、不思飲食，用雞肫皮30克、生酒麴15克，共煎飲。每天早、晚各1次，連飲數天。

　　5. 輕微腹脹，用新鮮橘皮50克，撕碎，加少許白糖，開水沖泡飲。

　　6. 鮮楊梅，洗淨，晾乾，加白酒（高粱酒）浸泡，密封，2個月後可飲。腹脹不舒時，少量飲用。

　　7. 飲食過量後食積不化、腹部脹氣，用生山楂、炒麥芽各15克，水煎服。每天2次，連飲數天。

馬某，女，89歲，教師。

 病情狀況

早年有腹脹、腿腫的毛病，隨著年齡的增長，越來越嚴重。

 312 經絡鍛鍊效果

從1992年8月開始學練312經絡鍛鍊法，每天兩遍從不間斷，慢慢的，患者的腹脹及腿腫全都好了。現在是老而彌健，耳聰目明，思維敏捷，精力旺盛，聲音洪亮，比1992年以前的情況要好多了。

自從學練312經絡鍛鍊法受益以來，患者自費複印《經絡與健康》幾百份分送給親朋好友。患者的侄女，73歲，看過患者的材料，恰逢中央電視臺《夕陽紅》欄目播放祝教授親自傳授312經絡鍛鍊法的節目，剛剛鍛鍊3個多月，肥胖的身軀逐漸恢復正常；兩個月後多年的高血壓降下來，神經性頭痛痊癒了。

患者早期打過太極拳，後來又熱衷於做香功、回春保健操，近年因工作太多，時間緊，都不做了，而一心一意練習312經絡鍛鍊法。每天練習312經絡鍛鍊法花費不了太多時間，就能使人保持健康，防病祛病，精力旺盛。

312 經絡鍛鍊感悟

　　作爲一個公民，有責任向群眾宣傳312經絡鍛鍊法，讓同齡人人人健康，要老有所爲，更是義不容辭的義務。

病例點評

　　該患者現在只練312經絡鍛鍊法，因該法簡單，有效，特別適合中老年人。

便　秘

　　便秘是指大便秘結不通，排便時間延長，或指排便間隔時間延長（3天或3天以上1次大便），或雖不延長，而糞便堅硬排便困難，或雖有便意，而排便困難。

　　發病原因有多種，如病後氣虛、腸胃燥熱、蔬菜水果進食過少、辛辣肥膩食物進食過多等，也有排便習慣不規則而造成。老年人便秘多與體質虛弱、腹壁鬆弛、消化功能減退有關。

 食物療法

　　1. 多食穀類、薯類、豆類、海藻、蘑菇等含有大量食物纖維的食物。

　　2. 早餐用鮮牛奶300毫升，加蜂蜜60克同煮，空腹時喝。

　　3. 在每餐湯菜中加6～7滴陳醋，長期堅持，便秘可除。

　　4. 松子仁30克，搗爛，糯米50克，熬粥，加適量蜂蜜調勻，早、晚空腹時喝。

　　5. 胡蘿蔔500克，榨汁，加蜂蜜、水適量，燉半小時後飲。每天1次，連飲數天。

　　6. 乾荷葉，切碎，沸水沖泡，代茶飲。一般兩天後便秘緩解。

7. 香蕉2根，剝皮，加冰糖適量，隔水蒸15分鐘。每天2次。

8. 白木耳適量，紅棗10～15枚，同煮至爛，加冰糖20克左右，空腹時食用。適宜於產後血虛便秘。

9. 鮮菠菜250克，入沸水鍋內焯熟，拌入食鹽、麻油後食用。

10. 鮮茄子適量，隔水蒸熟，蘸作料食用。

11. 紅薯適量，削皮，切成小塊，加水煮熟，加白糖適量後食用。

薛某，女。

病情狀況

患便秘5年。患便秘以來，曾服用牛黃解毒丸、麻仁滋脾丸，均無明顯效果。

曾採用食療法和湯藥調理，練轉肚子等，凡聽到的方法都試過了，均無效。

312經絡鍛鍊效果

1998年3月參加了第11期312經絡鍛鍊法培訓班，開始兩週學練312經絡鍛鍊法，無任何效果，第三週開始每天早晚兩次認真地練，有一次做下蹲運動後感有便意，於

是增加了下蹲的次數，果然大便通了。

自從做312經絡鍛鍊法至今，大便每日1次，一直沒再發生過便秘。

312經絡鍛鍊感悟

任何藥物都會有一定的副作用。312經絡鍛鍊法可以疏通人體經絡，打通脈道，行氣活血，對便秘有一定療效。

病例點評

312經絡鍛鍊法對便秘有一定的療效，因為其中的腹式呼吸和下蹲運動能鍛鍊腹部，促進腸蠕動，緩解便秘。

頸 椎 病

頸椎病亦稱頸椎綜合徵，是由於頸椎與頸部軟組織發生退變，椎體骨質增生或椎體位移失穩引起頸椎內外平衡失調，使頸部神經根、血管、脊髓或交感神經受到壓迫或刺激而出現的頭頸、肩臂或胸部疼痛以及肢體功能失常等綜合症候群。

本病在中老年人中最爲常見，以40～55歲之間發病率最高。由於頸部活動頻繁且幅度大，骨關節連接的不穩因素較多，周圍肌群與韌帶爲協調其穩定常處於緊張狀態，因而容易發生勞損，與腰椎退變相類似。

主要症狀爲頸、肩、臂疼痛，上肢麻木、頸部活動受阻，或有眩暈、噁心、耳鳴、耳聾、視物不清等症狀，甚至出現上、下肢活動障礙、痙攣及癱瘓。

臨床可分爲頸型、神經根型、椎動脈型、脊髓型、交感神經型、混合型。

做一個長約30公分、寬約15公分的布袋，裝入小黃豆約2公斤，便成了一個「黃豆枕」。晚上睡覺時，墊於頸部，一粒粒的黃豆就好像始終在按摩你的頸部。

 食物療法

> 1. 菊花15克，葛根粉50克，粳米50克，熬粥，早、晚喝。

2. 豆漿適量，粳米60克，以豆漿代水煮粥，粥成後加冰糖煮一二沸即可。經常食用。

3. 鮮蘑菇或鮮香菇30克，煮湯喝。每天1次。

4. 大朵玉蘭花3～6克，沸水沖泡，代茶飲。

5. 蜂蜜2匙，開水沖服，每天2～3次。

6. 食醋100毫升，冰糖500克，放入鍋內溶化，每餐飯後飲1匙。胃酸過多者不宜。

沈某，女，56歲。

 病情狀況

1994年頸椎病急性發作，頸背部疼痛難忍，頸部不能轉動。被急救中心送往醫院住院，經臨床和CT檢查確診為頸椎4～5椎間盤突出，韌帶鈣化。

1973年曾患過腰椎間盤突出症，所以經常有腰背疼痛、腿痛、頭暈、手麻等症狀，接受過藥物治療、按摩和理療，雖然有效，但仍時常發作。

 312經絡鍛鍊效果

1996年參加了312經絡鍛鍊法培訓班，確信經絡客觀存在，是預防和治療疾病的總控制系統，而針灸、按摩、理療都是經絡治療，312經絡鍛鍊法則是集各種經絡療法

為一體的一種主動醫療方法。

此後，變被動為主動，每天兩次按摩3個穴位，一感到頸部發僵、腰背疼痛就加強按摩的力度。

開始練下蹲時，因曾患過髕骨軟化，很吃力，現在每分鐘能下蹲40次，感到有點氣喘，出點汗，但很輕鬆。去培訓班聽課，也以步代車，走45分鐘一點也不發怵，反而感到輕鬆、舒適。

312經絡鍛鍊感悟

312經絡鍛鍊法能使人感到精力充沛，嘗到了經絡鍛鍊的甜頭。

病例點評

該患者頸椎病很嚴重，在經過多種方法治療無效後，接受了312經絡鍛鍊法，並堅持每天都做，有效地緩解了頸椎病。其實，經常做頸椎活動操也能緩解頸椎病。

坐骨神經痛

坐骨神經痛可分為繼發性和原發性兩種，以繼發多見。繼發性者是由於鄰近病變組織的壓迫或刺激所引起，起病急驟，疼痛由腰、臀或髖部開始，向下沿大腿內側、小腿外側和足背擴散，除疼痛外，小腿外側和足背處有針刺、發麻等感覺。

 ## 敷貼療法

1. 木瓜1個，加水及酒適量，煮爛，搗成糊狀，趁熱敷痛處，稍冷即換，每次半小時，每天4次。

2. 鹽500克，炒熱後加艾葉50克，用布包好，外敷患處，每天1次。連用5～10天。

3. 小紅豆15克，烏棗10枚，煎水內服。早、晚各1次。再將老生薑搗爛如泥，加少量酒，和麵粉拌成糊狀，外敷患處。每天更換1次，連敷3天。

 ## 運動療法

1. 直腿抬高：仰臥，健側下肢伸直，患肢下肢上抬，反覆多次。上抬時如感到腰、臀及下肢輕微疼痛，仍力求超過限度而堅持上抬。

> **2. 手摸腳背：**背靠牆，端坐，雙下肢伸直，上身向前屈曲，雙手伸展，力求雙手手指觸摸到腳背，反覆多次。

馬某，男，70歲。

 病情狀況

長期以來有坐骨神經痛和大腿肌肉痙攣兩種病症。原來坐著時間長了就站不起來，需要扶著什麼慢慢起，起來之後，必須做轉腰的動作，否則右腿麻脹難忍，走不了路。9年前就聽說並開始做312經絡鍛鍊，但並未能真正掌握312經絡鍛鍊法，因此也沒有解除自己的病痛。

312 經絡鍛鍊效果

參加312經絡鍛鍊法培訓班後，才覺得過去認識太膚淺了，原來312經絡鍛鍊法既是方法，又是科學的理論，要從效果探討，主動摸索自己的「312」，才能達到祛病健身的效果。

辦法是把「3」和「1」安排在早、中、晚，在床上練3次；游泳做漂浮時和游泳後再做1次。把312經絡鍛鍊法中的兩條腿運動安排在早晚進行身體素質訓練，如跑步、力量練習，項目很多，並有意識地用經絡理論和體育鍛鍊統一起來，身心並修，產生了突破性效果。

312 經絡鍛鍊感悟

通過312經絡鍛鍊法，不僅原來的兩種病消除了，而且有信心和大家一起組織「健康百歲俱樂部」，團結眾多志願者奔向百歲健康之路。

 ## 病例點評

該患者將312經絡鍛鍊法與游泳、跑步等運動結合起來，戰勝了坐骨神經痛和大腿肌肉痙攣，解除了病痛。

膝關節痛

膝關節痛是中老年人常見的症狀，以肥胖老年婦女更為多見。

主要表現為膝關節部位疼痛、無力，走路以及上下樓梯時疼痛加劇，疼痛可放射到膕窩、小腿或踝關節部位，有的患者膝關節活動稍受限。

 ## 按摩療法

1. 坐位，兩手搓熱，用雙手掌根分別按於膝關節內外側，上下來回按摩10次以上，以局部發熱為度。

2. 仰臥做膝關節屈伸的動作，一屈一伸，連續5～10下，動作幅度由小逐漸到大。

3. 按壓然谷、水泉穴各3～5分鐘。

上樓時膝關節疼痛嚴重者，加揉按至陰穴3～5分鐘。下樓時膝關節疼痛嚴重者，加按壓大敦穴3～5分鐘。每天2次。

4. 按揉湧泉、三陰交穴各3～5分鐘，每天1次。按壓委中、承山穴，直至疼痛消失為止。

5. 在澡盆內洗澡時，先盤腿坐在澡盆內，用溫水浸泡膝關節至局部發紅、發熱後，再進行按摩、按壓、按揉等動作。

周某，女，68歲。

 病情狀況

膝關節痛和坐骨神經痛已有20餘年，犯病時坐立不安，蹲起困難。

另外，還有腦動脈硬化，近兩年經常頭暈、全身無力、胸部隱痛，每天都服用藥物。

 312經絡鍛鍊效果

1997年12月旁聽第10期312經絡鍛鍊法結業課，回家學著做，感到精神好轉，但袪病不明顯。今年3月患者參加第11期312經絡鍛鍊法培訓班，進一步掌握操作方法，並找到了適合自己的「312」。

現在每天早晚都認真做一遍「312」，並做一些針對性強的按摩和自己喜歡的活動。膝關節痛和坐骨神經痛明顯減輕。現在感到精力充沛，一天工作下來，也不覺得累。近兩個月來停用了全部藥物，基本沒出現頭暈、無力、心前區隱痛等症狀。

 312經絡鍛鍊感悟

要勤於思考、體察，努力提高療效；出現反覆時不動搖，努力去找自己的「312」。一定要堅持做下去，並積

極宣傳，讓更多的人成為「312」的受益者。

 病例點評

該患者透過312經絡鍛鍊法的習練，使病情有了好轉，尤其是重點進行按摩，並結合適合自身的運動，基本上控制了病情。

前 列 腺 肥 大

　　前列腺肥大是最常見的男性老年性疾病。發病率隨著老人年齡的增長而逐年增加。病因是由於體內性激素平衡失調而引起。表現爲排尿次數逐漸增加，尤其是夜間排尿次數更多。一般從夜間1～2次逐步增加到5～6次，甚至更多。逐步發展到排尿時不能及時排出，同時出現排尿無力、射程縮短、尿流變細等。

 飲食宜忌

　　1. 選用補氣益腎、營養豐富的食物，如核桃、花生、芝麻、大棗、黑豆、牛肉、禽類肉、新鮮蔬菜、水果等。

　　2. 忌發物，如雀肉、雀蛋、羊肉、狗肉、鹿肉、豬頭肉、鯽魚、南瓜、香菜、韭菜、蒜苗等。忌辛辣刺激之品，如辣椒、辣油、薑、咖喱、芥末、胡椒等。忌生冷之物，如冰淇淋、冰凍飲料、冰糕、冰棒、冰鎮啤酒、冰西瓜等。

 敷貼療法

　　1. 白胡椒7粒，研末，備用。臍眼溫水洗淨後，將麝香粉0.15克倒入臍中，再放入胡椒粉末，上用白紙覆

蓋，外用膠布固定。隔7～10天換藥1次，10次為一療程。療程間休息5～7天，連用6個療程。

2. 艾葉60克，石菖蒲30克，炒熱，用布包好，外敷臍部，冷了再換。

3. 生蔥250克，食鹽500克，炒熱，用布包好，敷於臍部和小腹部，冷了再換，熱敷幾次後可以見效。

唐某，男，65歲。

 ## 病情狀況

1991年患了前列腺輕度肥大，幾年後，尿細似粉絲，排尿時間長，並有滴瀝現象，夜間要尿4次。

1996年到醫院做超音波檢查，結果是：「前列腺增生，大小為5.8公分×5.0公分，明顯突入膀胱」。近兩年先後服用4種藥，排尿症狀仍沒有好轉。

 ## 312經絡鍛鍊效果

1998年9月5日主動參加第13期312經絡鍛鍊法培訓班。在祝總驤教授和徐瑞民、李應瑞等老師指導下，每天早晚進行312經絡鍛鍊法。

3週後患者的尿粗似竹筷，沒有滴瀝現象，夜間只有一次尿。9月25日又到醫院再做B超檢查，結果是：「前列腺大小為5.7公分×4.1公分」，有明顯好轉。

312 經絡鍛鍊感悟

指壓按摩有3個要素：

①拇指對穴位的力度依身體狀況而定，病者用力大，健者用力小。

②拇指對穴位的方向，指壓時垂直，揉穴時迴旋。

③穴位是否找準，以有無酸、麻、脹的感覺來衡量。

腹式呼吸的要領：

吸氣時舌舔上腭，鼻孔對臍，腹部鼓起；呼氣時舌自然落下，含胸拔背，腹部收縮；呼吸過程必須意守丹田，採用「吸（3秒）─呼（6秒）─停（1秒）」的呼吸方式為宜。

白 血 病

史某，男，77歲。

 ## 病情狀況

患有慢性淋巴細胞白血病，到現在已有14年，主要症狀是抵抗力弱，常鬧病，感冒、氣管炎、肺炎經常發生，西藥、中藥大量服用，效果不理想。

 ## 312經絡鍛鍊效果

1990年開始練導引，當時並不知道這就是經絡活動，以後聽了312經絡鍛鍊報告，才明白導引就是透過各種活動，引起有關經絡活躍達到治病防病的效果。

8年後身體狀況大見好轉，第一個變化是白細胞和淋巴細胞基本上恢復正常；第二個變化是流鼻血少了，過去經常流鼻血；第三個變化是有兩次牙痛都經按摩合谷穴而得到了控制。

 ## 312經絡鍛鍊感悟

① 要正確對待疾病，要樂觀。

② 要堅持，要把自己的生活和鍛鍊安排好。

③ 要繼續堅持和宣傳312經絡鍛鍊法。

 病例點評

該患者情況較特殊，由於做312經絡鍛鍊法，使血象得以調整，說明312經絡鍛鍊法能調整身體免疫力。

癌　症

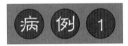

鞠某，女，59歲。

病情狀況

12年前患了癌症，現在較穩定，但這兩年來又有糖尿病、失眠等疾病，有時血糖高至8～9毫摩爾／升，吃了藥稍有好轉，但一不小心控制飲食，又會出現尿多、口渴、飲水多、吃東西多，有時還伴有饑餓感，晚上小便增多至3～4次，睡眠不安穩，白天無精打采，伴有耳鳴、頭暈現象。

312 經絡鍛鍊效果

偶然一次報告會上，瞭解到312經絡鍛鍊法可治病不用藥，遂進行312經絡鍛鍊1個月，晚上睡眠有好轉，小便次數減少，糖尿化驗結果為（-）或（+），血糖由8～9毫摩爾／升減到7～8毫摩爾／升，形成了一個良性循環。

312 經絡鍛鍊感悟

堅信312經絡鍛鍊法一定能戰勝糖尿病，對癌症也能控制。

病例點評

該患者患有多種疾病，經由習練312經絡鍛鍊法，有效地控制了病情。

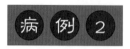

張某，女，63歲，幹部。

 病情狀況

1986年5月因右側乳腺癌做過切除根治術。患側上肢和腋下麻木、腫硬、疼痛，經中醫、西醫治療無效。

 312經絡鍛鍊效果

1995年1月參加312經絡鍛鍊法抗癌培訓班後，堅持312經絡鍛鍊，除採取自己探索出來的穴位上揉、按、推手法外，還加重在3條經脈線上全線按摩。這樣，「點」、「線」結合的方法，天天堅持，效果顯著。不但麻木、疼痛全好了，就連前臂中間一段腫塊也消失了。

 312經絡鍛鍊感悟

堅信312經絡鍛鍊法可以預防癌症和促進康復。

 病例點評

該患者能結合自己的病情，探索出屬於自己的312經絡鍛鍊法，經脈通暢，療效顯著。

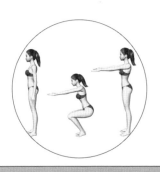

三 312經絡鍛鍊法保健實例

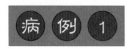

張某，男，60歲，幹部。

 312 經絡鍛鍊效果

1995 年下半年以來舉辦了兩期 312 經絡鍛鍊法健身班，共 210 人參加，受到了銀髮族們的熱烈歡迎。先派人到北京參加了祝總驤教授舉辦的培訓班學習，購買了 312 經絡鍛鍊法相關圖書及錄影帶、錄音帶等。採取課上看錄影、聽講、實際操作與課外看書、諮詢輔導相結合的辦法。每期歷時月餘，使銀髮族茅塞頓開，受益匪淺。首先從心理上真正認識到經絡在人體保健中的決定性作用，自覺鍛鍊經絡，變被動醫療為主動醫療。

參加健身班原來旨在健身，但隨著學習的深入，治病效果日益顯著。最先受益的是高血壓病人，其中離休幹部趙某、馮某、孫某最為典型，他們經過半個月的認真鍛鍊，血壓完全恢復正常，並全都停藥。

離休幹部張某在解放戰爭中摔碎了髖骨，進入老年後，上樓梯時疼痛難忍。經過 312 經絡鍛鍊，現在上樓如履平地，疼痛完全消失。這樣的例子還有很多。

 312 經絡鍛鍊感悟

312 經絡鍛鍊法對牙痛、感冒、鼻炎、頭痛、腸炎、關節炎等都有治療的作用，典型事例不勝枚舉。

最可喜的是很多銀髮族學練312經絡鍛鍊法後，以積極的心態進行自我調整，在緩解病痛的同時提高了戰勝自我的信心。

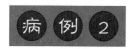

唐某，男，67歲，幹部。

 312 經絡鍛鍊效果

自1994年中央電視臺《夕陽紅》欄目播出312經絡鍛鍊法後，兩年來堅持認真鍛鍊，獲益匪淺：第一，牙齦炎、牙痛病已痊癒；第二，慢性咽炎、聲音嘶啞明顯好轉；第三，心動過緩的毛病有所好轉，心率從45次／分提高到55次／分；第四，冬季耐寒能力增強。

從此以後，患者開始以瀋陽市「回春操輔導站」為基地，推廣312經絡鍛鍊法。一年來，在遍佈全市79個輔導站，做了184場宣講、輔導和諮詢工作，參加聽講的人達到5750人。宣講時，患者耐心地解答、示範，直到教會為止。

為了讓廣大群眾更準確地掌握和運用312經絡鍛鍊法，患者自己墊錢購進教材近千本，送到參練者手中，為在瀋陽推廣312經絡鍛鍊法打下良好的開端。

為了使312經絡鍛鍊法更好地在全國推廣，患者將這個方法推薦到體育總局全國徵集體育健身方法辦公室，經過評審，這個方法被通過，並編入《中國體育健身法》一

書，於1996年6月出版發行，患者本人獲得了入選證和贈書。

 ## 312經絡鍛鍊感悟

① 認識到了在全國開展312經絡鍛鍊法的必要性和重要性。

② 找到了一個確保人人健康長壽的理論和方法，感到鼓舞，把那種「年過古稀，屬於自己的歲月不多了」的暮氣一掃而光，重新煥發出了朝氣蓬勃的精神，沿著閃閃發光的「312」大道向百歲健康的未來昂首邁進。

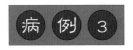

閻某，工程師。

 ## 病情狀況

以前從事化工工作，經常接觸冰醋酸、醋酸酐和放射性、刺激性物質，20年來患有嚴重的牙周炎、鼻炎、下肢水腫、失眠以及關節炎、頸椎病等。

尤其是鼻子不通氣，晚上簡直不能平躺，否則鼻孔全堵，只能用口呼吸，結果口乾舌燥，只能靠消炎藥、滴鼻淨來緩解。

 ## 312經絡鍛鍊效果

2個月前開始進行312經絡鍛鍊法，現在好了，只要一

按摩合谷穴，鼻子馬上通氣。9月底實驗室搬家，十分疲勞，牙齦又腫了一個大包。在過去，就是用藥也得拖上十餘天，影響吃飯和睡覺。但這次加強了合谷穴按摩，第二天早晨就全消了。失眠和內分泌紊亂也由腹式呼吸和體育鍛鍊完全克服了。

患者的父親81歲，患有高血壓、肺氣腫、哮喘，十分嚴重，晚上不能入睡，一年有三分之一時間要住院。母親74歲，類風濕、雙腳畸形、膝蓋髕骨骨刺，一動就痛。平常二老都不能下樓，生活不能自理。

患者學了「312」後教他們按摩和扶著沙發下蹲。父親重點是按摩內關穴，母親重點是按摩足三里穴。二老如獲至寶，父親感覺一按內關穴，胸部就鬆快舒暢，還能自己做飯了。母親居然能自己扶著樓梯下樓了。

 312 經絡鍛鍊感悟

312經絡鍛鍊法讓我們感到百歲健康有希望。

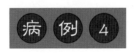

史某，男，71歲。

 病情狀況

學練導引養生術近10年和312經絡鍛鍊法7年，先後治癒了十二指腸球部潰瘍（已潛血3個加號）、陳舊性腹膜炎、膽結石、眼底出血、青光眼、高血壓（190／110毫

米汞柱）、冠心病等7種疾病（均有醫院診斷書）。

鍛鍊前，常年服用多種藥物，春秋氣候變化還要住院輸液治療，每年醫藥費少則數千元，多時超過萬元，但從未根治任何一種疾病。

 312經絡鍛鍊效果

1988年離休後，響應黨的號召「自我鍛鍊，健康長壽」，開始學練導引養生術，4個月後明顯見效，開始減藥，一年以後，藥物減用60%。這時見到《中國老年報》報導了312經絡鍛鍊法。

從此患者每天認真堅持做3個穴位按摩和意守丹田式呼吸各10分鐘，並選取導引養生術的「橘樹盤根」、「平沙落雁」等多種下蹲、扭轉等動作以鍛鍊兩腿的足三陰、足三陽經脈。

患者把312經絡鍛鍊法和導引兩種經絡鍛鍊法結合起來，確有如虎添翼的效果，這也是適合自己的312經絡鍛鍊法。患者現在是一個完全健康的人，7種病再也沒有犯過。

 312經絡鍛鍊感悟

312經絡鍛鍊法是中老年人祛病健身，百歲健康，最科學、最簡便、最有效的法寶，要不遺餘力地向家庭和社會推廣。下面這段順口溜很能說明問題：「做經絡鍛鍊，達百歲健康，自己不受罪，兒女免受累。節約醫藥費，造福全人類。」

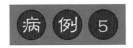

陳某,男,62歲,幹部。

 ## 病情狀況

兩年前面部肌肉痙攣,經治療,時好時壞,總是不能根治。

 ## 312經絡鍛鍊效果

經312經絡鍛鍊,每天早晚各1次,連續做了2週面部就不痙攣了,直到現在都未犯過。同時,經過312經絡鍛鍊後,多年的高血壓也有好轉,血壓穩定在140～150/90～95毫米汞柱,現已停服降壓藥了。

 ## 312經絡鍛鍊感悟

真沒想到312經絡鍛鍊法的威力如此之大,像面部肌肉痙攣這樣的病,主要應該使用按摩、疏通經絡的方法,312經絡鍛鍊法就是能將堵塞的經絡通暢,達到經絡通、百病消的目的。

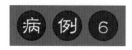

陳某，84歲。

 病情狀況

2001年，身體狀況很差，高血壓、冠心病有20年的歷史，每天服藥不止，可是病情卻始終得不到有效控制，經常犯心絞痛。

 312經絡鍛鍊效果

從2001年3月開始鍛鍊「312」，不到一年的時間冠心病就得到了控制，心絞痛不犯了，又開始減量服藥，到後來完全停藥，體質也完全好起來。

現在鍛鍊「312」已成為防病強身的主要手段。每天利用睡前醒後做腹式呼吸和按摩3個穴位，然後到附近公園走10分鐘或打一套太極拳，遇到惡劣天氣就在自家陽臺進行原地跑步或下蹲動作5～10分鐘。

 312經絡鍛鍊感悟

深刻體會到312經絡鍛鍊法是防病健身的好方法，非常適合老年人鍛鍊。

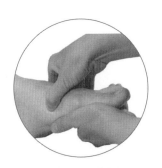

附
錄

經絡保健與
健身按摩

經絡保健

健身按摩

經絡保健

手太陽肺經

手太陰肺經主要講的是肺臟的經脈，也就是肺經。手太陰指的是循行在手上的陰經。中醫講內側爲陰，外側爲陽。手太陰肺經就是指循行在手臂內側的、聯絡肺臟的經絡。該經上常用穴位有：中府、雲門、天府、俠白、尺澤、孔最、列缺、經渠、太淵、魚際、少商。

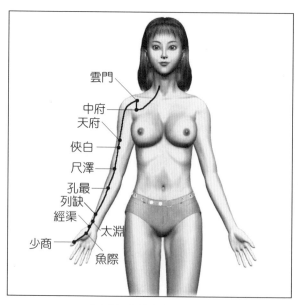

雲門
中府
天府
俠白
尺澤
孔最
列缺
經渠
太淵
少商
魚際

手太陰肺經循行及腧穴

手太陰肺經主治頭面、喉、胸、肺病和經脈循行部位的其他病症，包括咳嗽、氣喘、少氣不足以息、咯血、傷風、胸部脹滿、咽喉腫痛、缺盆部和手臂內側前緣痛、肩背部寒冷、疼痛等症。

經常拍打、搓揉手臂內側的手太陰肺經對緩解咳嗽、氣喘、肩臂疼痛等有很好的效果。方法是從肩前開始拍打，沿上臂內側向下至小臂內側，直至手部，到達大魚際時揉搓100下，至拇指少商穴時掐揉100下。再由手向上拍打，反覆操作2次。

手太陰肺經穴位有效療法

（1）咽喉腫痛

按揉雙側孔最穴30下。孔最穴位於前臂掌面橈側，在尺澤與太淵連線上，腕橫紋下3橫指處。

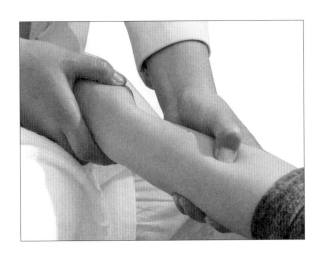

（2）預防感冒

雙手大魚際互搓50下。魚際穴位於手拇指本節（第1掌指關節）後凹陷處，約當第1掌骨中點橈側，赤白肉際處。

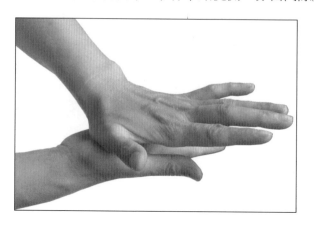

（3）傷風頭痛

按揉雙側列缺穴30下。列缺穴位於前臂橈側緣，橈骨莖突上方，腕橫紋上橫指處。

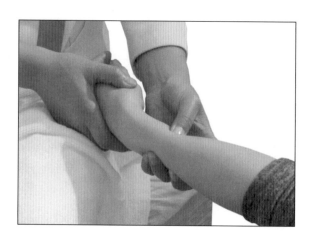

手陽明大腸經

手陽明大腸經主要講的是大腸的經脈，也就是大腸經。手陽明指的是循行在手上的陽經。中醫講外側爲陽，內側爲陰。手陽明大腸經就是指循行在手臂外側的、聯絡大腸的經絡。

該經上常用穴位有：商陽、二間、三間、合谷、陽谿、偏歷、溫溜、下廉、上廉、手三里、曲池、肘髎、手五里、臂臑、肩髃、巨骨、天鼎、扶突、口禾髎、迎香。

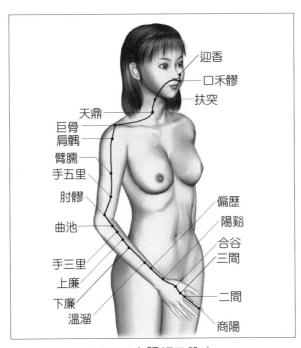

手陽明大腸經及腧穴

手陽明大腸經腧穴主治頭面、口、鼻、大腸和經脈循行部位的其他病症。包括眼睛昏花、口乾、鼻塞、咽喉痛、肩前痛、上臂部痛等症。

經常拍打、搓揉手臂外側的手陽明大腸經對緩解咳嗽、氣喘、胸部脹滿、咽喉腫痛等有很好的效果。

方法是從手背開始拍打，沿小臂外側向上至上臂外側，直至肩部，在手上的合谷穴按揉100下，在肘部的曲池穴揉揉100下，在鼻部的迎香穴輕揉60下。再由肩部向下拍打，反覆操作2次。

手陽明大腸經穴位有效療法

（1）小兒高熱驚厥

重力揉商陽穴，可快速促醒。商陽穴位於手食指末節橈側，距指甲角0.1寸。

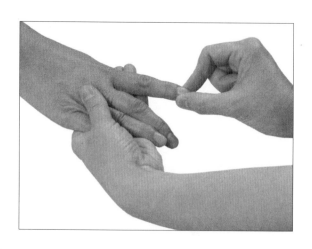

（2）鼻塞、頭痛

按揉雙側合谷穴各1～2分鐘。合谷穴位於手背，第1、第2掌骨間，當第2掌骨橈側的中點處。

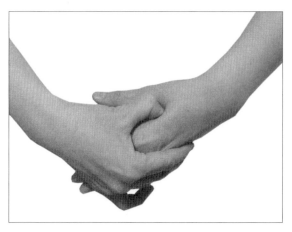

（3）高燒

按揉雙側曲池穴各25下。曲池穴取法：屈肘成直角，在肘橫紋外側紋頭與肱骨外上髁連線中點。

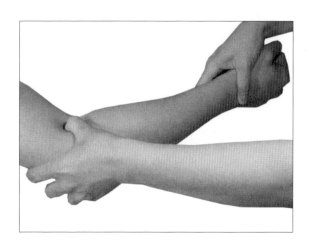

足陽明胃經

　　足陽明胃經主要講的是胃的經脈，也就是胃經。足陽明指的是從足部開始循行的陽經。中醫講外側為陽，內側為陰。足陽明胃經就是指循行在足部外側的、聯絡胃部的直達頭面部的經絡。

　　該經上常用穴位有：承泣、四白、巨髎、地倉、大迎、頰車、下關、頭維、人迎、水突、氣舍、缺盆、氣戶、庫房、屋翳、膺窗、乳中、乳根、不容、承滿、梁門、關門、太乙、滑肉門、天樞、外陵、大巨、水道、歸來、氣衝、髀關、伏兔、陰市、梁丘、犢鼻、足三里、上巨虛、條口、下巨虛、豐隆、解谿、衝陽、陷谷、內庭、厲兌。

　　足陽明胃經腧穴主治胃腸病和頭面、目、鼻、口齒病和神志病，以及經脈循行部位的其他病症，包括腸鳴腹脹、水腫、胃痛、嘔吐或消穀善饑、口渴、咽喉腫痛、鼻出血、胸及膝髕等本經循行部位疼痛、熱病、發狂等症。

　　經常拍打、搓揉足陽明胃經對腹脹、水腫、胃痛、嘔吐或消穀善饑、口渴、咽喉腫痛等有很好的效果。

　　方法是從足部前外側開始拍打，沿小腿向上至大腿，重點按揉內庭穴60下、拍打足三里100下，然後雙手掌同時揉搓腹前側，到達面部時，同時按揉四白穴100下。再從面部向下拍打，反覆操作2次。

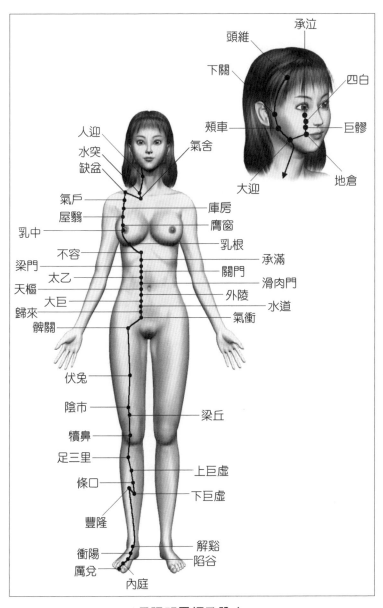

足陽明胃經及腧穴

足陽明胃經穴位有效療法

（1）近視

同時按揉雙側四白穴各30下。四白穴位於面部，瞳孔直下1拇指，當眶下孔凹陷處。

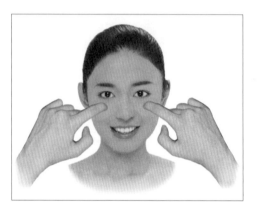

（2）頭痛

按揉雙側頭維穴各30下。頭維穴位於頭側部，當額角入髮際0.5寸，頭正中線旁開6橫指。

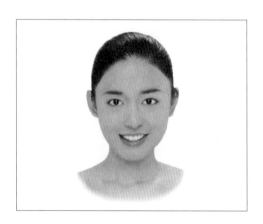

（3）腹瀉

按揉雙側天樞穴各40下。天樞穴位於腹中部，平臍中，距臍中3橫指。

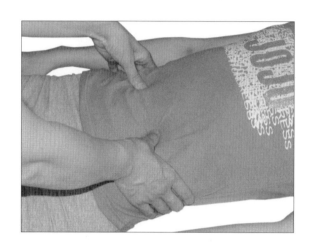

（4）胃病

按揉雙側足三里穴各40下。足三里穴位於小腿前外側，當犢鼻下4橫指，距脛骨前緣1橫指（中指）。

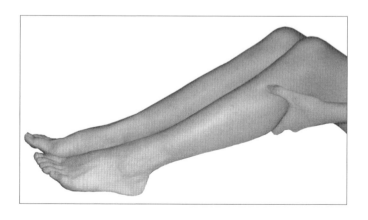

足太陰脾經

足太陰脾經主要講的是脾的經脈，也就是脾經。足太陰指的是從足部開始循行的陰經。中醫講外側為陽，內側為陰。足太陰脾經就是指循行在足部內側的、聯絡脾部的直達胸腹部的經絡。

該經上常用穴位有：隱白、大都、太白、公孫、商丘、三陰交、漏谷、地機、陰陵泉、血海、箕門、衝門、府舍、腹結、大橫、腹哀、食竇、天谿、胸鄉、周榮、大包。

足太陰脾經腧穴主治胃腸病、頭面五官病、神志病、皮膚病、熱病及經脈循行部位的其他病症，包括心悸、癲狂、瘧疾，消穀善饑、腹脹、哈欠、顏黑、水腫、尿黃、鼻出血、汗出、口喎斜、唇疹、頸腫、喉痹、經脈循行部位疼痛。

經常拍打、搓揉足太陰脾經，對心悸、癲狂、消穀善饑、腹脹、哈欠、顏黑、水腫、尿黃、汗出、口喎斜等有很好的效果。

方法是從足大趾隱白穴開始揉搓，沿小腿內側向上至大腿，重點按揉三陰交、陰陵泉、血海穴各60下，然後雙手掌同時揉搓腹前側。

再從腹部向下拍打，反覆操作2次。

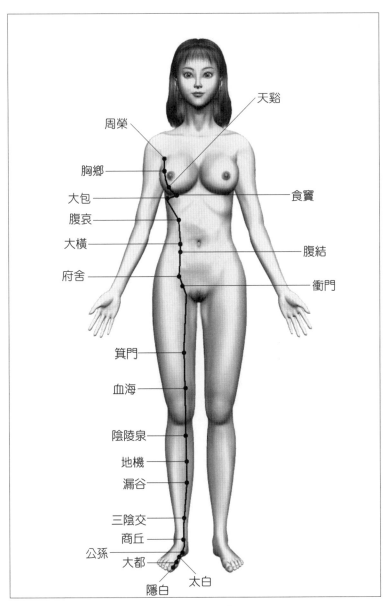

周榮
天谿
胸鄉
大包
食竇
腹哀
大橫
腹結
府舍
衝門
箕門
血海
陰陵泉
地機
漏谷
三陰交
商丘
公孫
大都
太白
隱白

足太陰脾經及腧穴

足太陰脾經穴位有效療法

（1）小兒腹瀉

按摩雙側公孫穴各60下。公孫穴位於足內側緣，當第1蹠骨基底部的前下方凹陷處。

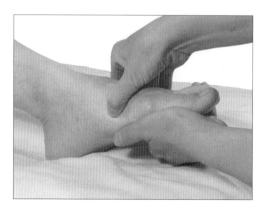

（2）更年期綜合徵

按揉雙側三陰交穴各40下。三陰交穴位於小腿內側，當足內踝尖上4橫指，脛骨內側緣後方。

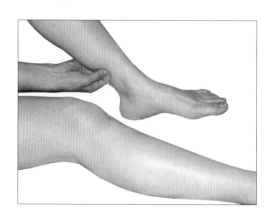

（3）小便不利

按揉雙側陰陵泉穴各30下。陰陵泉穴位於小腿內側，當脛骨內側踝後下方凹陷處。

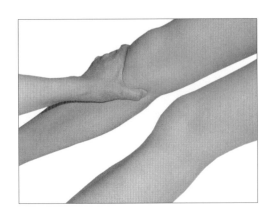

（4）皮膚瘙癢

艾灸或按揉雙側血海穴各15分鐘。

血海穴取法：屈膝，在大腿內側，髕底內側端上3橫指，當股四頭肌內側頭的隆起處。

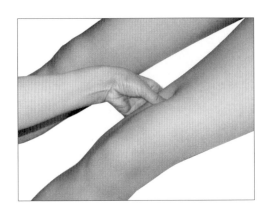

手少陰心經

手少陰心經主要講的是心臟的經脈，也就是心經。手少陰指的是循行在手上的陰經。中醫講內側為陰，外側為陽。手少陰心經就是指循行在手臂內側的、聯絡心臟的經

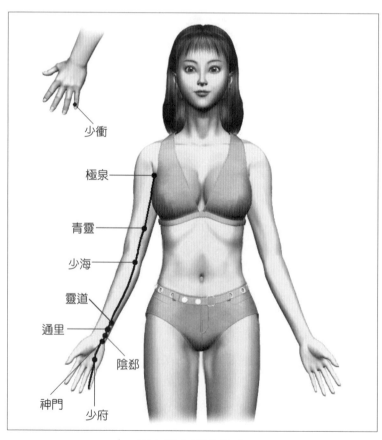

手少陰心經及腧穴

絡。該經上常用穴位有：極泉、青靈、少海、靈道、通里、陰郄、神門、少府、少衝。

手少陰心經腧穴主治心、胸、神志及經脈循行部位的其他病症，包括心痛、嗌乾、口渴、目黃、脇痛、臂內後廉痛厥，掌中熱。

經常拍打、搓揉手臂內側的手少陰心經對緩解心臟疾病、口渴、目黃、脇痛等有很好的效果。方法是從肩前開始拍打，沿上臂內側向下至小臂內側，直至手部，提拉極泉穴100下，按揉神門穴50下，再分別掐揉少府、少衝穴100下。再由手向上拍打，反覆操作2次。

手少陰心經穴位有效療法

（1）心臟不適

提拉雙側極泉穴各20下。極泉穴位於腋窩頂點，腋動脈搏動處。

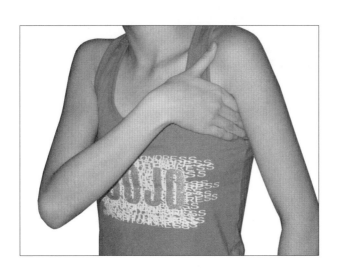

（2）手腕痛

按揉雙側通里穴各2分鐘。通里穴位於前臂掌側，當尺側腕屈肌腱的橈側緣，腕橫紋上1拇指處。

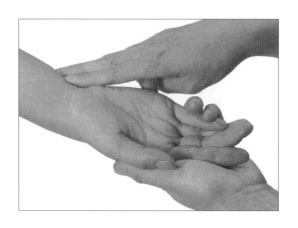

（3）失眠、健忘

按揉雙側神門穴各30下。神門穴位於腕部，腕掌側橫紋尺側端，尺側腕屈肌腱的橈側凹陷處。

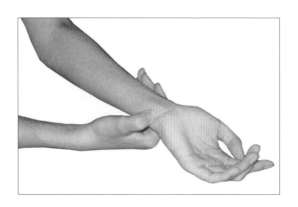

（4）昏厥

重力掐少衝穴可快速緩解昏厥。少衝穴位於小指末節橈側，距指甲角0.1寸。

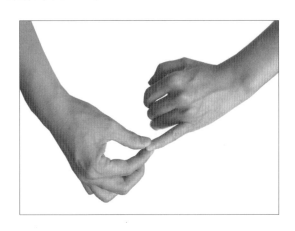

手太陽小腸經

手太陽小腸經主要講的是小腸的經脈，也就是小腸經。手太陽指的是循行在手上的陽經。中醫講外側爲陽，內側爲陰。手太陽小腸經就是指循行在手臂外側的、聯絡小腸的經絡。

該經上常用穴位有：少澤、前谷、後谿、腕骨、陽谷、養老、支正、小海、肩貞、臑俞、天宗、秉風、曲垣、肩外俞、肩中俞、天窗、天容、顴髎、聽宮。

手太陽小腸經腧穴主治頭面五官病、熱病、神志病及經脈循行部位的其他病症，包括耳聾，目黃，嗌痛，頜、頰腫，肩、臑、肘臂外後廉痛。

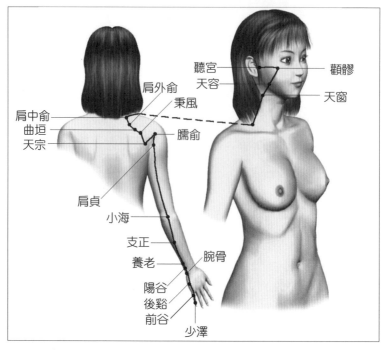

聽宮　　　　　　顴髎
天容　　　　　　天窗
肩外俞
秉風
肩中俞
曲垣　　　　臑俞
天宗
肩貞
小海
支正
養老　　　腕骨
陽谷
後谿
前谷
少澤

手太陽小腸經及腧穴

　　經常拍打、搓揉手臂外側的手太陽小腸經，對緩解咳嗽、氣喘、胸部脹滿、咽喉腫痛等有很好的效果。

　　方法是從手背開始拍打，沿小臂外側向上至上臂外側，直至肩部，在手指的少澤穴按揉100下，在手腕養老穴搯揉100下，在後背的天宗穴輕揉60下，再由肩部向下拍打，反覆操作2次。

手太陽小腸經穴位有效療法

（1）急性腰扭傷

　　按揉雙側後谿穴各30下。後谿穴位於手掌尺側，微握

拳，當小指本節（第5指掌關節）後的遠側掌橫紋頭赤白肉際。

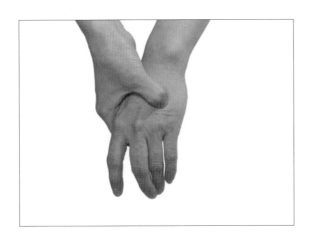

（2）耳鳴、耳聾

按摩雙側養老穴各30下。養老穴取法：仰掌當胸，在前臂背面尺側，當尺骨小頭近端橈側凹緣中。

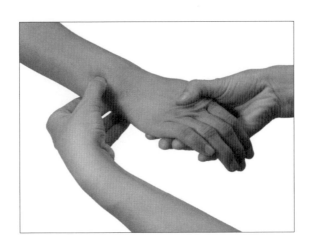

（3）頭痛

按揉雙側支正穴各30下。支正穴位於前臂背面尺側，當陽谷與小海的連線上，腕背橫紋上7橫指。

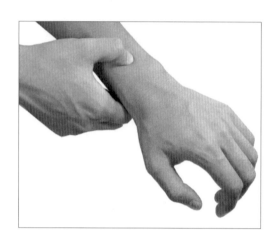

（4）肩周炎

按揉雙側天宗穴各40下。天宗穴位於肩胛部，肩胛骨中央，與第4胸椎相平。

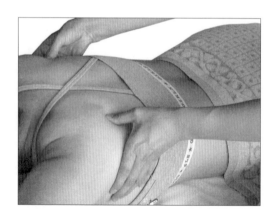

足太陽膀胱經

足太陽膀胱經主要講的是膀胱的經脈，也就是膀胱經。足太陽指的是從足部開始循行的陽經。中醫講外側爲陽，內側爲陰。足太陽膀胱經就是指循行在足部外側的、聯絡膀胱的直達頭面部的經絡。

該經上常用穴位有：睛明、攢竹、眉衝、曲差、五處、承光、通天、絡卻、玉枕、天柱、大杼、風門、肺俞、厥陰俞、心俞、督俞、膈俞、肝俞、膽俞、脾俞、胃俞、三焦俞、腎俞、氣海俞、大腸俞、關元俞、小腸俞、膀胱俞、中膂俞、白環俞、上髎、次髎、中髎、下髎、會陽、承扶、殷門、浮郄、委陽、委中、附分、魄戶、膏肓、神堂、譩譆、膈關、魂門、陽綱、意舍、胃倉、肓門、志室、胞肓、秩邊、合陽、承筋、承山、飛揚、跗陽、崑崙、僕參、申脈、金門、京骨、束骨、足通谷、至陰。

足太陽膀胱經腧穴主治頭面五官病，項、背、腰、下肢病症及神志病；位於背部兩條側線的背俞穴及其他腧穴主治相應的臟腑病症和有關的組織器官病症，包括小便不通，遺尿，癲狂，目痛，鼻塞多涕，頭痛以及項、臀、腰、股、臀部及下肢後側本經循行部位疼痛。

經常拍打、搓揉足太陽膀胱經，對遺尿，癲狂，目痛，鼻塞多涕，頭痛以及項、臀、腰、股、臀部及下肢後側本經循行部位疼痛等有很好的效果。

方法是從足部前外側開始拍打，沿小腿向上至大腿，重點按揉睛明穴60下、攢竹穴60下，然後雙手掌同時揉

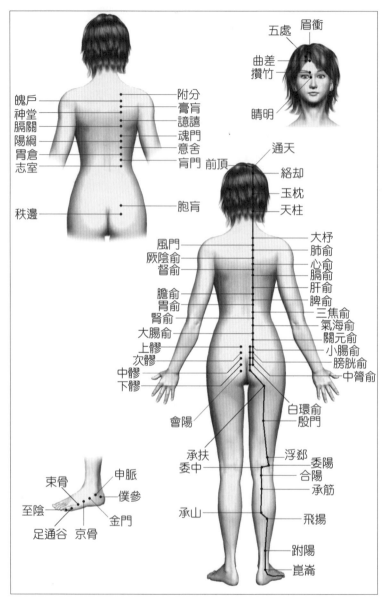

足太陽膀胱經及腧穴

搓後背，按揉肝俞、腎俞穴各100下。再從面部向下拍打，反覆操作2次。

足太陽膀胱經穴位有效療法

（1）打嗝

按住雙側攢竹穴能立即止嗝。攢竹穴位於面部，眉毛內側端，眶上孔或眶上切跡處。

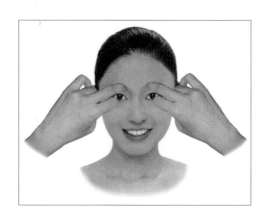

（2）腎陽虛

艾灸雙側腎俞穴7～9壯。腎俞穴位於腰部，當第2腰椎棘突下，旁開2橫指。

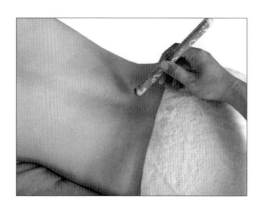

（3）腰痛

在委中穴拔罐可治療腰痛。委中穴位於膕橫紋中點，當股二頭肌腱與半腱肌肌腱的中間。

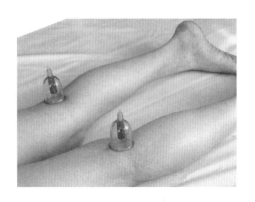

足少陰腎經

足少陰腎經主要講的是腎的經脈，也就是腎經。足少陰指的是從足部開始循行的陰經。中醫講外側為陽，內側為陰。足少陰腎經就是指循行在足部內側的、聯絡腎臟的直達胸腹部的經絡。

該經上常用穴位有：湧泉、然谷、太谿、大鐘、水泉、照海、復溜、交信、築賓、陰谷、橫骨、大赫、氣穴、四滿、中注、肓俞、商曲、石關、陰都、腹通谷、幽門、步廊、神封、靈墟、神藏、或中、俞府。

足少陰腎經腧穴主治婦科、前陰病和腎、肺、咽喉病，以及經脈循行部位的其他病症，包括遺尿、小便不利、水腫、泄瀉、月經不調、痛經、遺精、陽痿、耳鳴、耳聾、咽喉腫痛、腰脊強痛、膕內廉痛，小腿內側痛、內

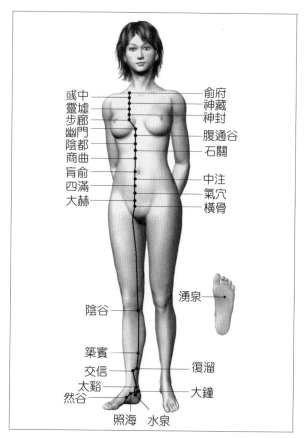

足少陰腎經及腧穴

踝腫痛、足跟痛等。

　　經常拍打、搓揉足少陰腎經，對水腫、泄瀉、月經不調、痛經、遺精、陽痿、耳鳴、耳聾、咽喉腫痛、腰脊強痛等有很好的效果。

　　方法是：從足底湧泉穴開始揉搓，沿小腿內側向上至大腿，重點按揉太谿、復溜穴各60下，然後雙手掌同時揉搓腹前側。再從腹部向下拍打，反覆操作2次。

足少陰腎經穴位有效療法

（1）保健養生

每天晚上臨睡前搓雙側湧泉穴100下。湧泉穴位於足底部，蜷足時足前部凹陷處。

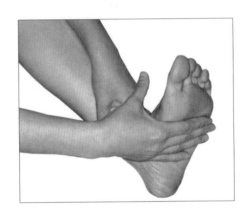

（2）溫壯腎陽

艾灸太谿穴10～15分鐘，每天1次。太谿穴位於足內側，內踝後方，當內踝尖與跟腱之間的凹陷處。

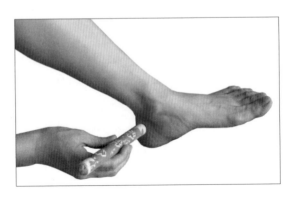

（3）小兒盜汗

按揉雙側復溜穴各30下。復溜穴位於小腿內側，太谿直上3橫指，跟腱的前方。

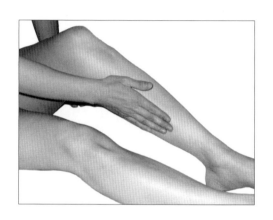

手厥陰心包經

手厥陰心包經主要講的是心包的經脈，也就是心包經。手厥陰指的是循行在手上的陰經。中醫講內側為陰，外側為陽。手厥陰心包經就是指循行在手臂內側的、聯絡心包的經絡。

該經上常用穴位有：天池、天泉、曲澤、郄門、間使、內關、大陵、勞宮、中衝。

手厥陰心包經腧穴主治心、心包、胸、胃、神志病，以及經脈循行經過部位的其他病症，包括心痛、胸悶、心悸、心煩、癲狂、腋腫、肘臂攣急、掌心發熱等症。

經常拍打、搓揉手臂內側的手厥陰心包經，對心痛、胸悶、心悸、心煩、癲狂，腋腫、肘臂攣急、掌心發熱等

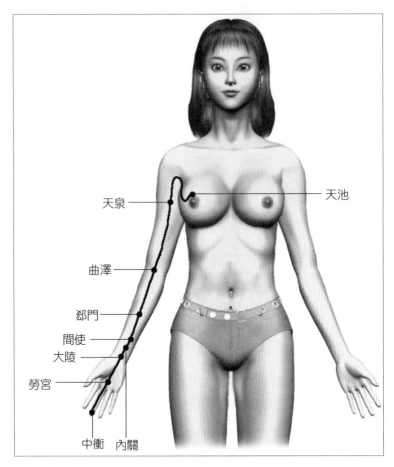

天泉

天池

曲澤

郄門

間使

大陵

勞宮

中衝　內關

手厥陰心包經及腧穴

有很好的效果。

　　方法是：從肩前開始拍打，沿上臂內側向下至小臂內側，直至手部，在曲池、內關、勞宮穴處分別按揉60下，至中指中衝穴時掐揉100下。再由手向上拍打，反覆操作2次。

手厥陰心包經穴位有效療法

（1）冠心病

艾灸雙側曲澤穴10～15分鐘，每天1次。曲澤穴位於肘橫紋中，當肱二頭肌腱的尺側緣凹陷處。

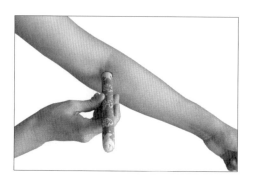

（2）心臟不適

按揉內關穴30下。暈車、暈船時按揉內關穴也可快速緩解。內關穴位於前臂掌側，當曲澤與大陵的連線上，腕橫紋上3橫指。

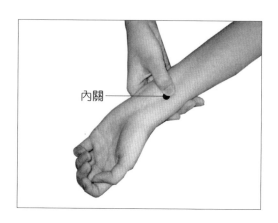

內關

（3）緩解緊張情緒

雙手互搓手心勞宮穴能快速緩解緊張情緒。勞宮穴位於手掌心，當第2、第3掌骨之間偏於第3掌骨，握拳屈指的中指尖處。

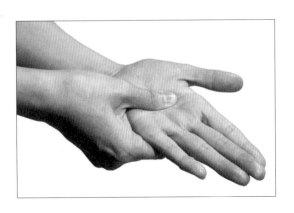

（4）昏厥

男左女右對中衝穴用力按壓。中衝穴位於手中指末節尖端中央。

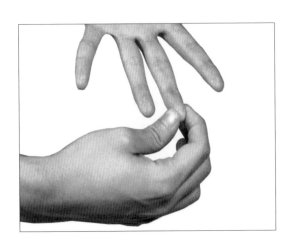

手少陽三焦經

手少陽三焦經主要講的是三焦的經脈，也就是三焦經。三焦指上焦、中焦和下焦，是中醫對人體胸腹部的稱謂，如肺部居於上焦，脾胃居於中焦，腎、膀胱居於下焦。手少陽指的是循行在手上的陽經。中醫講外側為陽，內側為陰。手少陽三焦經就是指循行在手臂外側的、聯絡三焦的經絡。

該經上常用穴位有：關衝、液門、中渚、陽池、外關、支溝、會宗、三陽絡、四瀆、天井、清冷淵、消濼、臑會、肩髎、天髎、天牖、翳風、瘈脈、顱息、角孫、耳

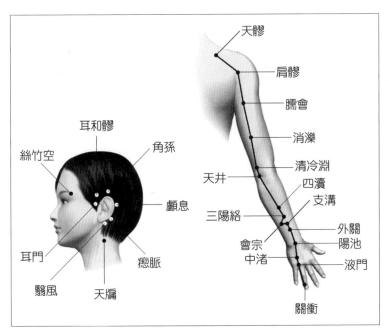

手少陽三焦經及腧穴

門、耳和髎、絲竹空。

　　手少陽三焦經腧穴主治頭、目、耳、頰、咽喉、胸脇病和熱病，以及經脈循行經過部位的其他病症，包括胃脘痛、腹脹、嘔惡、噯氣、食不下、黃疸、小便不利、煩心、心痛、失眠等。

　　經常拍打、搓揉手臂外側的手少陽三焦經，對胃脘痛、腹脹、嘔惡、噯氣、食不下、黃疸、小便不利、煩心、心痛、失眠等有很好的效果。

　　方法是：從手背開始拍打，沿小臂外側向上至上至上臂外側，直至肩部，在手指的關衝穴搯揉100下，在手腕上外關穴按揉100下，在肩髎穴輕揉60下。再由肩部向下拍打，反覆操作2次。

手少陽三焦經穴位有效療法

　　（1）中暑、昏厥

　　重力搯揉關衝穴。關衝穴位於手環指末節尺側，距指甲角0.1寸（指寸）。

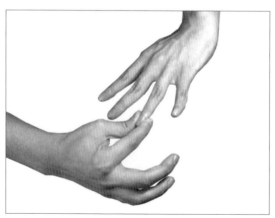

（2）落枕

重力按揉中渚穴，同時活動頸部，可治療落枕。中渚穴位於手背部，當環指本節（掌指關節）的後方，第4、第5掌骨間凹陷處。

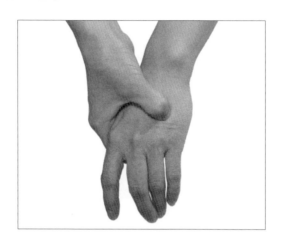

（3）手部關節痛

按揉雙側陽池穴各30下。陽池穴位於腕背橫紋中間的凹陷處。

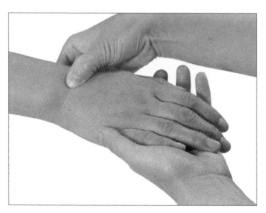

足少陽膽經

足少陽膽經主要講的是膽的經脈，也就是膽經。足少陽指的是從足部開始循行的陽經。中醫講外側爲陽，內側爲陰。足少陽膽經就是指循行在足部外側的、聯絡膽的直達頭面部的經絡。

該經上常用穴位有：瞳子髎、聽會、上關、頷厭、懸顱、懸厘、曲鬢、率谷、天衝、浮白、頭竅陰、完骨、本神、陽白、頭臨泣、目窗、正營、承靈、腦空、風池、肩井、淵腋、輒筋、日月、京門、帶脈、五樞、維道、居髎、環跳、風市、中瀆、膝陽關、陽陵泉、陽交、外丘、光明、陽輔、懸鐘、丘墟、足臨泣、地五會、俠谿、足竅陰。

足少陽膽經腧穴主治側頭、目、耳、咽喉病，神志病，熱病及經脈循行部位的其他病症，包括口苦，目眩，瘧疾，目外眥痛，缺盆部腫痛，腋下腫，胸、脅、股及下肢外側痛，足外側發熱等症。

經常拍打、搓揉足少陽膽經對口苦，目眩，瘧疾，目外眥痛，缺盆部腫痛，腋下腫，胸、脅、股及下肢外側痛等有很好的效果。

方法是：從足部前外側開始拍打，沿小腿向上至大腿，重點按揉懸鐘、光明穴各60下，拍打陽陵泉穴100下，然後雙手掌同時揉搓腹前側，到達面部時，按揉陽白、瞳子髎穴100下。再從面部向下拍打，反覆操作2次。

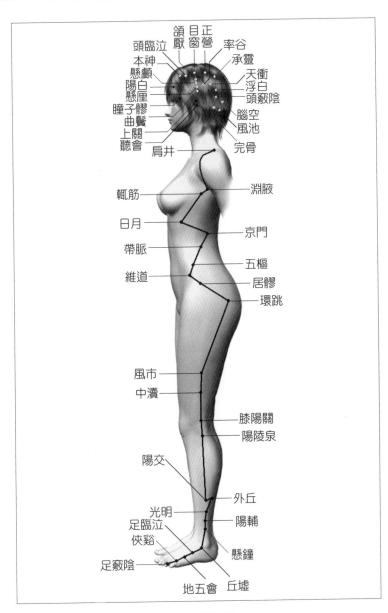

頷厭 目窗 正營
頭臨泣
本神　　　　　率谷
懸顱　　　　　承靈
陽白　　　　　天衝
懸厘　　　　　浮白
瞳子髎　　　　頭竅陰
曲鬢　　　　　腦空
上關　　　　　風池
聽會　　肩井　完骨

輒筋　　　　　　淵腋

日月　　　　　　京門

帶脈

維道　　　　　　五樞
　　　　　　　　居髎
　　　　　　　　環跳

風市
中瀆

　　　　　　　　膝陽關
　　　　　　　　陽陵泉

陽交
　　　　　　　　外丘
光明
足臨泣　　　　　陽輔
俠谿
　　　　　　　　懸鐘
足竅陰
　　　地五會　丘墟

足少陽膽經及腧穴

足少陽膽經穴位有效療法

（1）老花眼

按揉雙側光明穴各30下。光明穴位於小腿外側，當外踝尖上5寸，腓骨前緣。

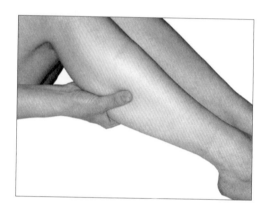

（2）踝關節扭傷

按揉雙側丘墟穴各30下。丘墟穴位於外踝的前下方，當趾長伸肌腱的外側凹陷處。

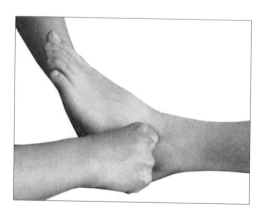

（3）感冒初起

提拿雙側肩井穴至出汗爲度。肩井穴位於肩上，前直乳中，當大椎與肩峰端連線的中點上。

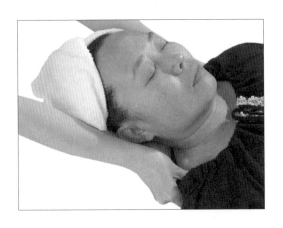

（4）魚尾紋

按揉雙側瞳子髎穴各 30 下。瞳子髎穴位於面部，目外眥旁，當眶外側緣處。

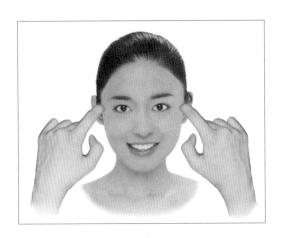

足厥陰肝經

　　足厥陰肝經主要講的是肝臟的經脈，也就是肝經。足厥陰指的是從足部開始循行的陰經。中醫講外側爲陽，內側爲陰。足厥陰肝經就是指循行在足部內側的、聯絡肝臟

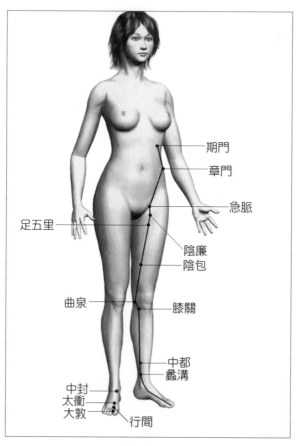

期門
章門
急脈
足五里
陰廉
陰包
曲泉
膝關
中都
蠡溝
中封
太衝
大敦
行間

足厥陰肝經及腧穴

的直達胸腹部的經絡。

該經上常用穴位有：大敦、行間、太衝、中封、蠡溝、中都、膝關、曲泉、陰包、足五里、陰廉、急脈、章門、期門。

足厥陰肝經腧穴主治肝膽、婦科、前陰病及經脈循行部位的其他病症，包括胸滿、嘔逆、飧泄、嗌乾、遺尿、癃閉、腰痛、疝氣、少腹腫等。

經常拍打、搓揉足厥陰肝經，對胸滿、嘔逆、飧泄、嗌乾、遺尿、癃閉、腰痛、疝氣、少腹腫等有很好的效果。

方法是：從足大趾大敦穴開始揉搓，沿小腿內側向上至大腿，重點按揉行間、太衝穴各60下，然後雙手掌同時揉搓腹前側。再從腹部向下拍打，反覆操作2次。

足厥陰肝經穴位有效療法

（1）青光眼

按揉雙側行間穴各30下。行間穴位於足背側，當第1、第2趾間，趾蹼緣的後方赤白肉際處。

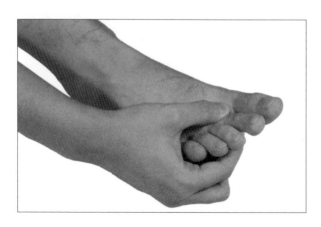

（2）閃挫脅痛

按揉雙側太衝穴各30下。太衝穴位於足背側，當第1、第2蹠骨結合部前下凹陷處。

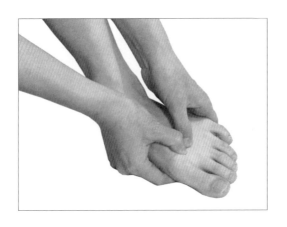

（3）脅肋痛

按揉雙側期門穴各30下。期門穴位於胸部，當乳頭直下，第6肋間隙，前正中線旁開6橫指。

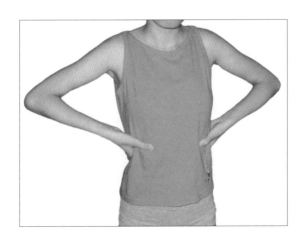

督　脈

　　督脈爲奇經八脈之一，分佈在尾骶、腰背、頸項、頭面鼻口部的正中線上，起自尾骶部的長強穴，沿後背向上至巔頂，止於口中齦交。

　　督脈上常用穴位有：長強、腰俞、腰陽關、命門、懸樞、脊中、中樞、筋縮、至陽、靈台、神道、身柱、陶道、大椎、啞門、風府、腦戶、強間、後頂、百會、前頂、囟會、上星、神庭、素髎、水溝、兌端、齦交。

　　督脈腧穴主治神志病，熱病，腰骶、背、頭項等部位病症及相應的內臟病症，包括脊柱強痛、角弓反張等症。

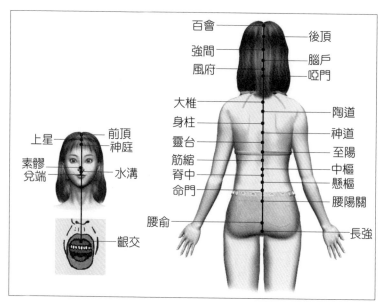

督脈及腧穴

督脈穴位有效療法

（1）提高疾病抵抗力

按揉大椎穴50下。大椎穴位於後正中線上，第7頸椎棘突下凹陷中。

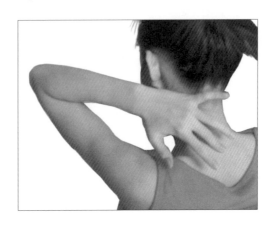

（2）心肌缺血

艾灸至陽穴10～15分鐘，每天1次。至陽穴位於背部，當後正中線上，第7胸椎棘突下凹陷中。

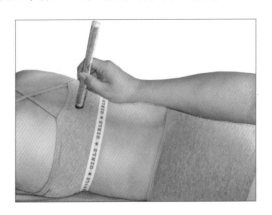

（3）臟器下垂

艾灸百會穴 10～15 分鐘，每天 1 次。百會穴位於頭部，兩耳尖連線中點處。

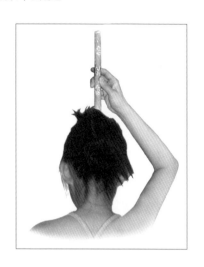

（4）腎陽虛衰

艾灸命門穴 10～15 分鐘，每天 1 次。命門穴位於腰部，當後正中線上，第 2 腰椎棘突下凹陷中。

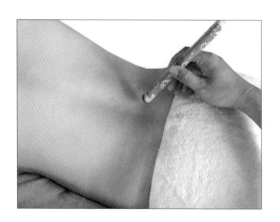

任 脈

任脈爲奇經八脈之一，分佈在腹部、胸部、頸部的正中線上，起自會陰穴，沿腹部向上至咽喉，止於承漿穴。

任脈上常用穴位有：會陰、曲骨、中極、關元、石門、氣海、陰交、神闕、水分、下脘、建里、中脘、上脘、巨闕、鳩尾、中庭、膻中、玉堂、紫宮、華蓋、璇璣、天突、廉泉、承漿。

任脈腧穴主治腹、胸、頸、頭面的局部病症及相應的內臟器官病症，部分腧穴有強壯作用或可治療神志病，包括疝氣、帶下、腹中結塊等症。

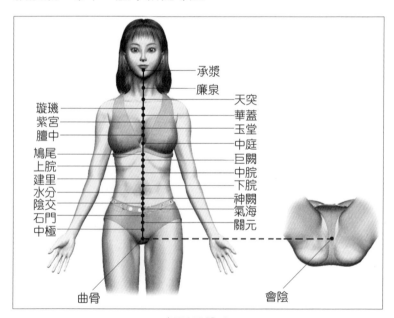

任脈及腧穴

任脈穴位有效療法

（1）咳嗽、哮喘

　　指壓天突穴30下。心悸、氣短：按揉膻中穴40下。天突穴位於頸部，當前正中線上胸骨上窩中央。膻中穴位於胸部，當前正中線，平第4肋間，兩乳頭連線的中點。

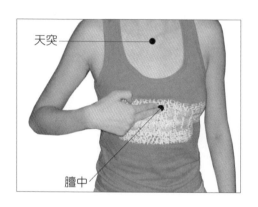

（2）胃部不適

　　指揉中脘穴60下。中脘穴位於上腹部，前正中線上，劍突與肚臍中點。

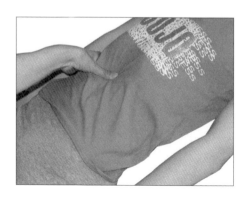

（3）提高性功能

掌揉關元、氣海穴100下。關元穴位於下腹部，前正中線上，當臍中下4橫指。氣海穴位於下腹部，前正中線上，當臍中下2橫指。

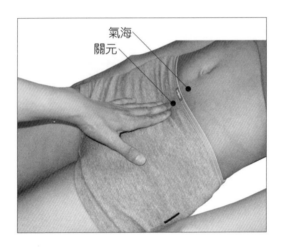

健 身 按 摩

傳統按摩養生

　　傳統按摩養生包括：鳴天鼓、旋眼睛、常叩齒、擦鼻旁、腰宜轉、常摩腹、搓腳心、暖外腎共八節動作。其中每一節動作皆具有獨立性，也可作為一套完整的按摩養生方法。這種養生法方法簡單，鍛鍊全面，運動量不大，特別適合中老年或體質虛弱之人。鍛鍊時意念要集中，呼吸要自然，動作要輕柔，時間宜早晚，次數由少到多，逐步增加。

鳴天鼓

　　（1）將兩手掌心相對搓熱。

　　（2）將搓熱的掌心分別按於兩側耳孔，指尖朝向腦後。

　　（3）按後隨即將兩手掌從耳孔迅速離開。如此一開一合為1次，共20次。

　　（4）再用雙手掌心摀住耳孔，中指按在後腦部，食指壓住中指，再將食指迅速從中指上滑下，以彈震後腦殼。如此20下，可聽到「咚咚咚」猶如敲鼓的聲音。

　　（5）再以兩手同時擦熱耳殼。

　　（6）最後以兩手食指插入耳孔內轉動3次，再驟然離開，如此5次。

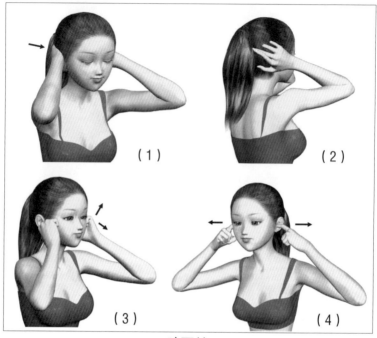

鳴天鼓

旋眼睛

（1）雙目平視，遠眺片刻。接著雙眼同時逆時針方向（左、下、右、上）旋轉5～6次，然後平視一會兒，再順時針方向旋轉5～6次，平視前方片刻。

（2）兩手輕握拳，兩拇指自然彎曲，兩目輕閉，用拇指背分擦兩上眼皮10～20下。然後以中指螺紋面附於眼皮上，沿眼眶四周由內向外，再由外向內做環形摩動10～20下。

（3）用兩手食指分別按於太陽穴，向眼前方向及耳

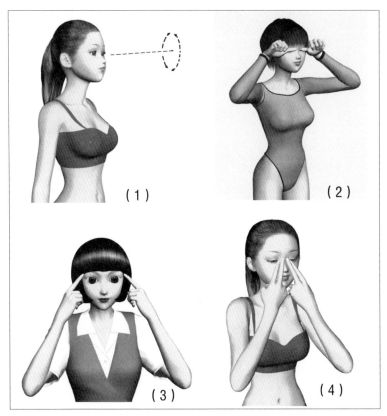

旋眼睛

後方向各揉動10～20下。

（4）用右手拇指和食指捏住印堂部位，提捏10下。

常叩齒

（1）兩目平視，口唇輕閉，先以上下門齒相對有節奏地輕叩30下，再以上下磨牙相對輕叩30下。

（2）接著，輕輕咬緊牙關，將兩腮鼓起，如口內含

物，並用兩腮和舌做漱口動作30次。

（3）待口內津液增多，再分3次慢慢下嚥至胃腸。

擦鼻旁

（1）兩手輕握拳，拇指微屈，以拇指背置於鼻旁兩側。

（2）以兩手拇指背，也可以中指、食指指面，沿鼻梁骨兩側，從鼻翼向上擦到鼻根處，上下來回用力擦30下。

（3）食指或以拇指指背快速揉擦鼻尖、鼻中隔、人中穴20下。

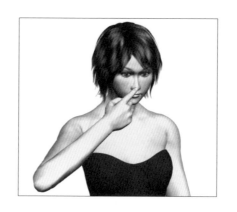

擦鼻旁

腰宜轉

（1）兩腿平行站立，兩手叉腰，以腰為軸，上半身分別向左右兩側轉動，或是做前俯後仰活動，也可做大幅度的環形運動，從左轉到右，再從右轉到左，各做5次。

（2）接著，以兩手輕握拳，用拳眼或拳背按摩或輕叩腰眼30下。

（3）最後以兩手搓熱按於腰眼片刻，即用手掌輪流用力向腰下推擦，如此上下來回擦熱腰骶部。

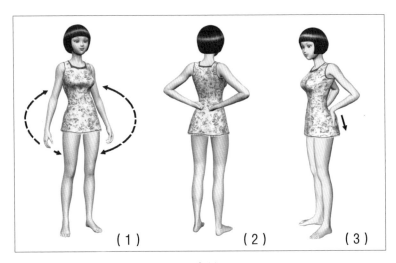

（1）　　　　（2）　　　　（3）

腰宜轉

常摩腹

以一手手掌貼於肚臍，另一手重疊按於其上，雙手用力以肚臍爲圓心，做順時針方向摩動，範圍由小到大，從臍周開始，逐漸增大將上腹、小腹包括在內，共30次，再由大到小順時針摩動30次。

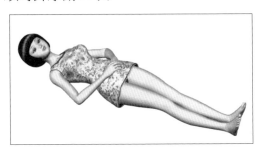

常摩腹

搓腳心

先將欲搓的腳心翻向上，置於對側大腿上，再將兩手心搓熱，用手掌橫擦或豎擦，從足跟至足尖來回搓摩幾十次直至腳心發燙爲止。搓完一隻腳，再按上述方法接著搓另一隻腳腳心。

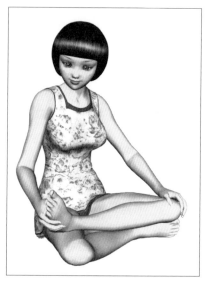

搓腳心

暖外腎

（1）兩手掌重疊，從劍突向下推腹至恥骨聯合，反覆36下。

（2）兩手掌重疊放於氣海穴，先逆時針揉50下，再順時針揉50下。

（3）男性兩手掌搓熱後分別輕握住兩側睾丸，緩緩

揉捏。或以兩手中指、食指分別托住同側睾丸的下面，再
以大拇指輕按在上面，左右搓撚50次，以睾丸輕微酸脹不
痛爲佳。

（4）接著以兩手十指分別輕捏住同側睾丸，緩緩用
力向外提拉50次。

（5）以一手小魚際斜擦同側腹股溝下近毛際處50
下。

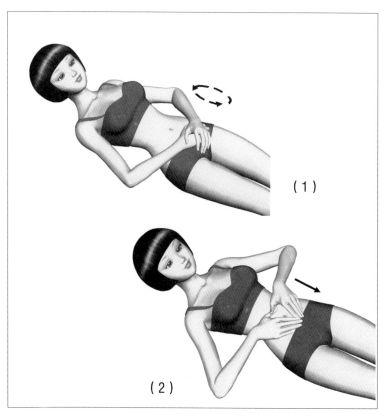

暖外腎

國家圖書館出版品預行編目資料

312經絡鍛鍊法治病實例 ／ 祝總驤 主編
——初版，——臺北市，品冠，2013〔民102.03〕
面；21公分 ——（休閒保健叢書；29）
ISBN 978－957－468－933－0（平裝；附影音光碟）
1.經絡 2.經絡療法
413.165　　　　　　　　　　　　　　　　102000316

312經絡鍛鍊法治病實例 附VCD

主　　編／祝總驤

責任編輯／壽亞荷

發 行 人／蔡孟甫

出 版 者／品冠文化出版社

社　　址／台北市北投區（石牌）致遠一路2段12巷1號

電　　話／（02）28233123・28236031・28236033

傳　　眞／（02）28272069

郵政劃撥／19346241

網　　址／www.dah–jaan.com.tw

E – mail ／ service@dah–jaan.com.tw

承 印 者／傳興印刷有限公司

裝　　訂／建鑫裝訂有限公司

排 版 者／弘益電腦排版有限公司

授 權 者／遼寧科學技術出版社

初版1刷／2013年（民102年）3月

定　價／250元

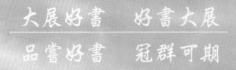

大展好書　好書大展
品嘗好書　冠群可期

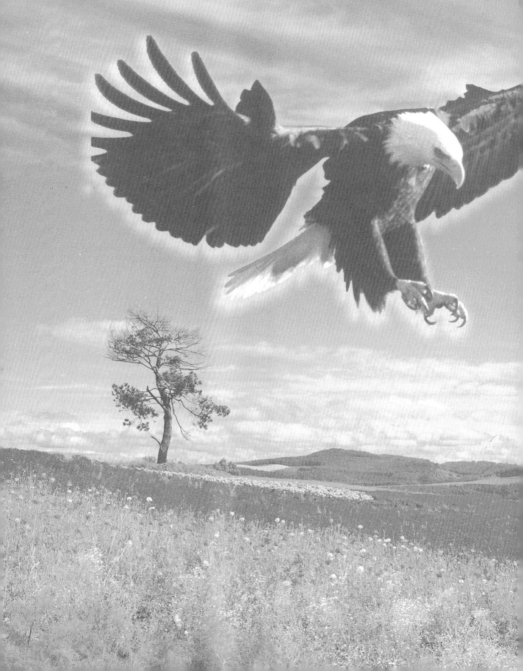